Brigitte Mathes-Dehler
Schlank in den Winter
Fit in den Frühling

Brigitte Mathes-Dehler

Schlank in den Winter
Fit in den Frühling

Eine Reduktions-Diät

Ein **R**-Buch im Ehrenwirth Verlag

CIP-Kurztitelaufnahme der Deutschen Bibliothek
Dipl. oec. troph. Mathes-Dehler, Brigitte:
Schlank in den Winter – Fit in den Frühling : Eine Reduktions-Diät / Dipl. oec. troph. Brigitte
Mathes-Dehler. 2. Aufl.
München : Ehrenwirth, 1987.
(Ein BR-Buch)
ISBN 3-431-02966-3

ISBN 3-431-02966-3
© 1987 by Franz Ehrenwirth Verlag GmbH & Co. KG, München, Vilshofenerstraße 8
Umschlag und Illustrationen: Elmar Flammer
Satz: Pfeifer, Germering
Druck: Friedrich Pustet, Regensburg
Printed in Germany 1987 a

Grüß Gott,
verehrte Leser: Sie sind doch auch *Musikjournal*-Hörer? Falls nicht, sollten Sie mal hineinhören in diese Sendung, werktäglich morgens von sechs bis neun Uhr im 1. Programm des *Bayerischen Rundfunks*. Denn diese fröhliche, informative und erfolgreiche Guten-Morgen-Sendung ist die Wiege zum Beispiel auch dieses Buches: Im Frühjahr 1987 hatten wir unsere *Musikjournal*-Frühjahrskur gestartet, binnen kurzem waren fast 50 000 unserer Diätpläne angefordert worden. So wurde Bayern schlanker und wir, wegen des überraschenden Erfolgs und der damit verbundenen zusätzlichen Arbeit, auch.

Sie haben ein Buch in Händen, das den zweiten Teil unserer Bemühungen darstellt, Bayern fit zu machen. Die Ernährungswissenschaftlerin Brigitte Mathes-Dehler, die sich seit Jahren um die Gesundheit der *Musikjournal*-Hörerinnen und -Hörer verdient macht, hat für Sie dieses Buch zusammengestellt. Sie finden eine neue *Musikjournal*-Herbstkur (wer sagt denn, daß man nur im Frühjahr auf sein Gewicht achten sollte?) und – eine neue Frühjahrskur. Durch beide werden wir Sie im *Musikjournal* geleiten, denn gemeinsam hungert sich's besser.

Das vorliegende Buch ist nicht das erste, das aus einer *Musikjournal*-Sendung hervorgegangen ist. Auf dem Markt sind schon »Vogeltips für jedermann«, das *Musikjournal* Koch- und Backbuch und Georg Lohmeiers »Gschichtn aus der Bayerischen Gschicht« – alle im Ehrenwirth-Verlag. Und weitere Bücher aus Programmen des Morgenmagazins *Musikjournal* werden gewiß folgen.

Sie sehen: Programme, deren Ergebnis auch solch schöne Bücher sind, müssen gut sein. Hören Sie zu: Das *Musikjournal*-Team des BR-Wirtschaftsfunks hilft Ihnen gerne in jeden Arbeitstag hinein, mit guten, brauchbaren Informationen, mit guter Musik und guter Laune. Und jetzt wollen wir Ihnen zu ein paar Pfunden weniger verhelfen: Spazieren Sie mit dem Ehepaar Wampinger durch unsere »Kurabteilung«.

Michael Rutz
Leiter der Redaktion
Wirtschaftsfunk/Musikjournal

Übergewicht macht krank

Jeder zweite Bundesbürger, so sagt es die Statistik, ist zu dick. Zu früheren Zeiten entsprachen Mollige zwar dem Schönheitsideal, doch heute weiß man längst, daß eine gute Figur und somit auch ein normales Körpergewicht die Gesundheit am besten erhält. Die meisten durch Übergewicht verursachten Krankheiten kommen still und heimlich und werden erst vom Arzt bei einer Blutuntersuchung festgestellt. Übergewicht verursacht in der Regel erst einmal keine Beschwerden. Doch der Körper wird dadurch jahrelang überfordert, denn schließlich muß sein Stoffwechsel für eine größere Körpermasse arbeiten. So kommt es bei Übergewichtigen 2–3mal häufiger zu Stoffwechselstörungen als bei Normalgewichtigen. Viele Erkrankungen werden durch Übergewicht ausgelöst oder begünstigt. Dazu gehören zum Beispiel die Zuckerkrankheit, Gicht, hohe Blutfette, Bluthochdruck, Herz- und Gefäßerkrankungen und Gallensteine. Aber auch das Skelett kann die Belastungen durch ein zu hohes Körpergewicht nicht lange ertragen und Gelenkleiden und Bandscheibenbeschwerden machen sich bemerkbar. Hier hilft nur eines – mit einer vernünftigen Diät abnehmen!

Warum wird man eigentlich zu dick?

Darf ich vorstellen: Das sind Herr und Frau Wampinger!

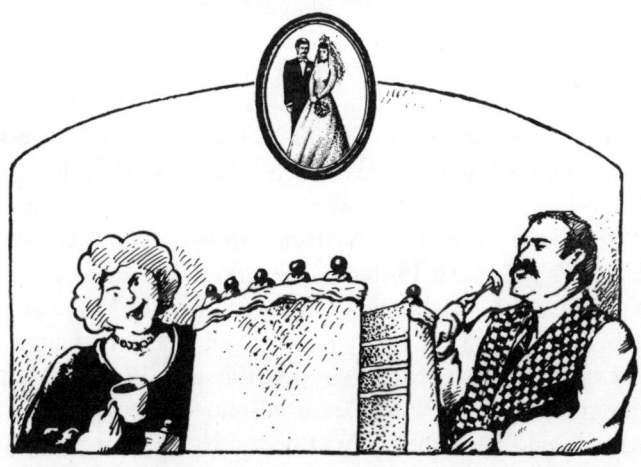

Die beiden und auch viele andere verstehen nicht, warum sie eigentlich zu dick werden.

»Ich brauche das Essen ja nur anzuschauen und schon nehme ich zu!« jammert Herr Wampinger
und:

»Ich eß' nur ganz wenig, und das Frühstück laß ich sowieso weg, wie ein Vogel eß' ich; es sind bei mir bestimmt die Drüsen!« pflichtet Frau Wampinger ihm bei.

Doch die Drüsen sind es nur in ganz seltenen Fällen. Bei der Mehrzahl der Übergewichtigen, bei 98%, kann man die Ursache für die Fettsucht auf eine ganz einfache Formel bringen:

Wer übermäßig viel ißt, wird zu dick!

Dazu kommt noch ein Punkt, der viel zu wenig bedacht wird. Unser Leben spielt sich heute sehr bequem ab:

Herr Wampinger zum Beispiel steht morgens auf, geht nach dem Frühstück in die Tiefgarage und setzt sich in sein Auto. Dann fährt er zum Parkplatz seiner Firma, geht zum Fahrstuhl. Der bringt ihn ins 3. Stockwerk, wo er dann den ganzen Tag am Schreibtisch sitzt. Am Abend bringt ihn der Lift zum Auto, das Auto nach Hause, und Herr Wampinger hatte so einen Streß, daß er sich vor dem Fernseher ausstreckt und bei einer Flasche Bier bis zum Spätabendprogramm ein Nickerchen macht. Auch Frau Wampinger geht es ähnlich. Im Haushalt gibt es zwar immer viel zu tun, doch körperliche Arbeit wird ihr weitgehend von Haushaltsmaschinen abgenommen.

In den letzten 100 Jahren hat sich unser Leben grundlegend verändert. Es gibt mehr Personen, die leichte körperliche Arbeit verrichten und weniger Schwerarbeiter. Durch die Automatisierung und Technisierung wird uns viel Muskelarbeit abgenommen. In den Büros werden die Tätigkeiten vom Schreibtisch aus erledigt, es werden Briefe diktiert und geschrieben, es wird telefoniert. Selbst dort, wo früher Schwerarbeit verrichtet wurde, hat sich einiges geändert: In den Stahlwerken, am Bau oder im Hafen nehmen technische Vorrichtungen dem Menschen die Muskelarbeit weitgehend ab. Somit kann der Körper ein Zuviel an Energie nicht verbrauchen, und es bilden sich schnell die überflüssigen Pfunde. Männer sind zwischen dem 20. und 30. Lebensjahr besonders gefährdet, Frauen zwischen dem 35. und 50. Lebensjahr. Bei den Herren der Schöpfung zeigt sich der Wohlstandsbauch dann, wenn sie im Beruf recht aktiv sind, eine Familie gründen wollen und keine Zeit haben, um zum Beispiel Sport zu treiben. Die Theorie von Frau Wampinger, es läge an den Drüsen, zieht also nicht. Es liegt auch nicht an»schweren Knochen«, die viele Übergewichtige mit sich herumzuschleppen glauben. Der Unterschied zwischen sogenannten»schweren« und»leichten« Knochen beträgt im Durchschnitt 2 bis 3 Kilogramm. Bei einem Menschen mit 20 Kilogramm Übergewicht ist also bestimmt nicht der Knochenbau schuld.»Bei mir ist das aber vererbt«, meint Herr Wampinger schließlich noch.»Mein Vater war dick, mein Großvater genauso, und der Bruder von ihm hat auch einiges auf die Waage gebracht!«

Da muß man dem Herrn Wampinger schon recht geben. Es gibt Familien, bei denen man glauben könnte, das Dicksein werde vererbt. Das Erbgut liegt aber hier oft in der Tradition des Essens, Trinkens und des Kochens, die von Generation zu Generation weitergegeben wurde. Die»Vererbung« des Übergewichts geht von Köchinnen wie Frau Wampinger aus, die Kuchen backen, üppige Mehlspeisen herstellen, verlockende Knödel formen und fette Soßen servieren. Das Eßverhalten und die Küchentechnik werden weitergegeben, und vielleicht hing schon hier und da der Haussegen schief, weil Herr Wampinger nörgelte:»Meine Mutter hat das aber anders gekocht…!«

Aber auch andere Unsitten des Eßverhaltens führen zu Übergewicht. Da wünscht die Hausfrau oder der Hausmann, daß doch alles aufgegessen wird, damit nichts verdirbt – und Kinder sollen schließlich auch den Teller leer essen, damit es schönes Wetter gibt. Moderne Nahrungsmittel, die sehr energiereich sind, fette Wurst, Pommes frites, Alkohol und gezukkerte Erfrischungsgetränke stehen an jedem Kiosk oder im Kühlschrank immer griffbereit zur Verfügung. Und wer schon als Kind mit Süßigkeiten belohnt wurde, wird auch als Erwachsener versuchen, sich in entsprechenden Situationen mit Essen zu belohnen oder aber auch zu trösten.

Also, liebe Wampingers, dick wird, wer zuviel und Falsches ißt und wer zu wenig Bewegung hat! Alles klar?

Deshalb gehört zu einer Diät nicht nur das Kalorienzählen, auch das Eßverhalten muß geändert werden. Das ist nicht leicht, aber es funktioniert.

Kalorienzählen – genügt das allein?

Herr und Frau Wampinger wollen also abnehmen. Sie stehen vor dem Spiegel und betrachten sich.

Den Bauch kann Frau Wampinger nicht mehr einziehen, auch wenn sie sich noch so sehr anstrengt. Da geht ihr die Luft aus, genau wie beim Treppensteigen, das ihr in letzter Zeit auch ganz schön schwer fällt, außerdem zwickt die Galle nach jedem üppigen Essen. Auch Herr Wampinger zieht den Bauch ein, was leider nicht viel nützt. Um die Badezimmerwaage macht er schon seit langem einen großen Bogen, weil die sowieso immer zuviel anzeigt. Ab und zu plagt ihn auch das Rheuma und der Arzt hat vor kurzem bei ihm einen erhöhten Blutzuckerwert festgestellt. Es ist also höchste Zeit für die beiden, etwas zu unternehmen. Dazu müssen Herr und Frau Wampinger wissen, wieviel sie überhaupt wiegen sollten. Das kann man mit einer ganz einfachen Formel ausrechnen:

Körpergewicht = Körperlänge in Zentimeter minus 100

Herr Wampinger rechnet nach: 170 cm – 100 ergibt 70. 70 Kilogramm beträgt also sein Sollgewicht. Herr Wampinger bringt allerdings stolze 84 Kilo auf die Waage, das sind gute 14 Kilo zuviel. Frau Wampinger wiegt 75 Kilogramm und ist nur 160 cm groß.

Ein oder zwei Kilogramm mehr oder weniger als das berechnete Gewicht machen allerdings nichts aus. Wer nun abnehmen will, muß sich entweder mehr bewegen oder weniger essen oder am besten beides. Der Körper braucht Energie zum Leben. Die Energie der Nährstoffe wird in Kalorien oder, wie es heute heißt, in Joule angegeben. 1 Kalorie entspricht dann 4,2 Joule.

Wenn wir nichts anderes tun als ruhig liegen, dann verbraucht der Körper Energie für den Stoffwechsel und für die Atmung. Auch das Herz muß mit 60–70 Schlägen pro Minute das Blut durch den Körper treiben, die Körpertemperatur muß aufrechterhalten werden, und die Nerven und verschiedene Drüsen müssen funktionieren. Den Energieverbrauch für alle diese lebenswichtigen Funktionen nennt man Grundumsatz. Er ist unter anderem von der Körperoberfläche, dem Alter, dem Geschlecht und dem Klima abhängig und liegt für einen Erwachsenen von 70 Kilogramm Körpergewicht bei 1700 Kilokalorien pro Tag. Zum Grundumsatz wird noch der sogenannte Arbeitsumsatz gezählt. Das ist die Energie, die der Körper für zusätzliche Arbeit benötigt. Heute braucht man weniger Energie als zu früheren Zeiten, als man noch mehr körperliche Arbeit verrichtete. 2000–2300 Kilokalorien reichen heutzutage für den Durchschnittsbürger aus. Abnehmen kann man nun, indem man weniger Energie aufnimmt. Es darf jedoch nicht zu wenig sein, damit der Körper auch während einer Reduktionsdiät noch alle Nährstoffe erhält. Bewährt hat sich eine Diät, die täglich 1000 Kilokalorien aufweist. Dazu muß man noch Folgendes wissen: 1 kg Fettgewebe enthält ungefähr 7000 Kilokalorien. Soll das Körpergewicht um 1 kg verringert werden, dann muß die tägliche Energiezufuhr 7 Tage lang 1000 Kilokalorien unter dem täglichen Bedarf liegen. Mit einer 1000-Kilokalorien-Diät nimmt man also pro Woche ein Kilogramm ab. Schneller abnehmen ist weder gut für den Körper, noch für die Seele, denn auch beim Fasten soll das Essen noch Spaß machen und:

Man lernt auf diese Weise, sein Eßverhalten zu ändern!

»Halt«, meint Frau Wampinger, »ich könnte doch meine 1000 Kilokalorien auch mit Sahnetorte abdecken!«
Und Herr Wampinger rechnet nach, wieviel »halbe Bier« das wären.
Rein rechnerisch geht das schon, was die Wampingers sich da ausdenken. Doch abgesehen davon, daß man sich an einseitigen Nahrungsmitteln rasch überißt, lernt man nichts dabei. In einem guten Speiseplan sind kalorienarme, frische und vitaminreiche Lebensmittel zusammengestellt. Vor jeder einseitigen Pudding- oder Eierdiät oder irgendetwas ähnlichem kann man nur dringendst abraten. Eine 1000-Kilokalorien-Mischkost hilft gegen Übergewicht am besten. Damit kann man langsam seine falschen Eßgewohnheiten ändern, um sich nach der Kur mit gesunden und vollwertigen Lebensmitteln zu ernähren.
Außerdem werden sich unsere beiden Wampingers nach der Kur, wenn sie abgenommen haben, viel besser fühlen. Frau Wampinger wird nicht mehr so rasch müde und kommt beim Treppensteigen nicht so schnell außer Atem. Die Galle wird sich ebenso beruhigen, wie Herrn Wampingers hoher Blutzuckerspiegel sinken wird. Stoffwechselstörungen, wie zum Beispiel ein erhöhter Blutfett- oder Cholesterinspiegel oder erhöhte Harnsäurewerte bessern sich oder werden normal. Außerdem kann sich Frau Wampinger wieder fröhlicher im Spiegel betrachten und Herr Wampinger kann sich getrost auf die Waage stellen. Wenn beide noch etwas sporteln, geht das Abnehmen noch besser.

Die Nährstoffe

Daß mit einer Pudding- oder Sahnetorten-Diät bei einer Kur nichts auszurichten ist, wissen Herr und Frau Wampinger nun. Aber sie sollten noch mehr über die Nährstoffe wissen.

Die Lebensmittel enthalten verschiedene Nährstoffe: Kohlenhydrate, Fett und Eiweiß. Kohlenhydrate und Fett liefern Energie, wenn sie im Körper verbrannt werden. Eiweiß ist ein Baustoff im Organismus, der vor allem für Kinder wichtig ist, denn während sie wachsen, brauchen sie viel Baumaterial. Um die Nährstoffe im Körper auch verarbeiten oder genauer gesagt »verstoffwechseln« zu können, müssen mit den Nährstoffen auch Vitamine mitgeliefert werden. Ein Beispiel: Die Vitamine der B-Gruppe kommen reichlich in Getreide vor und sind für den Kohlenhydratabbau wichtig. Außerdem benötigt der Körper Mineralstoffe. Man unterteilt diese in die Mengenelemente und die Spurenelemente. Zu den Mengenelementen zählt das Calcium, das einen großen Teil der Knochensubstanz ausmacht und für die Blutgerinnung ein wichtiger Faktor ist. Die Spurenelemente kommen nur in ganz kleinen Mengen vor – daher der Name – und sind unter anderem Bestandteile von Enzymen. Enzyme sind Stoffe, die vorhanden sein müssen, damit wichtige Stoffwechselvorgänge ablaufen können. In der Nahrung findet man noch Wasser, Geschmacks- und Aromastoffe. Zur Familie der Kohlenhydrate gehören auch die Faserstoffe. Das sind Pflanzenfasern, die mit unserem Verdauungssystem nicht aufgeschlossen werden können. Sie sind für eine gute Darmtätigkeit verantwortlich und helfen dem Körper, den Cholesterinspiegel niedrig zu halten.

Gesunde Lebensmittel – schlechte Nahrungsmittel

Wenn sich nun jemand entschließt abzunehmen, dann geht es also nicht nur darum, möglichst wenig Energie aufzunehmen. Unsere Wampingers müssen auch lernen, die richtigen Lebensmittel auszuwählen. Das ist wichtig für Frau Wampinger, die sich um den Haushalt kümmert, und auch Herr Wampinger sollte darüber Bescheid wissen, denn er geht am Wochenende gerne zum Einkaufen.

Je mehr Energie ein Lebensmittel enthält, desto mehr Vitalstoffe braucht der Körper auch, um diese Nahrung im Körper umzusetzen. Da wäre zum Beispiel das Brot: Eine Scheibe Weißbrot enthält etwa 0,0024 mg B-Vitamine, eine Scheibe Vollkornbrot dagegen dreimal soviel. Zum Abbau der Stärke aus dem Brot stehen dem Körper also mehr Vitamine zur Verfügung. Deshalb spricht man heute auch von der Nährstoffdichte, die ein Lebensmittel enthält. Das heißt: Je mehr Energie darin steckt, desto mehr Vitalstoffe braucht man auch zum Abbau des Nährstoffes im Organismus. Deshalb muß Frau Wampinger aber nicht gleich mit Hilfe des Taschenrechners ermitteln, wieviel Nährstoffe in einem Stück Brot sind. Sie kann sich an eine ganz einfache Regel halten: Je weniger be- und verarbeitet ein Lebensmittel ist, desto wertvoller ist es für den Körper. Selbstgemachte Reibedatschi aus frischen Kartoffeln sind viel besser als solche aus der Packung. Oder: Vollkornbrot ist besser als Weißbrot, da es noch alle Bestandteile des vollen Korns enthält und somit viel mehr Vital- und Mineralstoffe, die für den Körper notwendig sind.

Hier folgt nun eine Liste mit Nahrungsmitteln, die man während einer Reduktionsdiät und auch danach meiden sollte. Dazu gibt es Vorschläge, welche Lebensmittel sich für eine gesunde Ernährung besser eignen.

Fleisch
Hier eignen sich weniger gut:
Schweinefleisch, fettes Rindfleisch, fettes Hammelfleisch, Ente, Gans, alle Wurstsorten, in viel Fett gebratenes Fleisch, paniert oder fritiert.
Besser ist:
mageres Rindfleisch, Huhn- oder Putenfleisch, magerer Schinken oder Corned beef.

Fett
Anstelle von
Gänse- oder Schweineschmalz, blankem Fett von Rind oder Hammel, Mayonnaise, billigen Margarinesorten,
nimmt man besser
Pflanzenöl (für Salate am besten kaltgepreßt), Margarine, die reich ist an mehrfach ungesättigten Fettsäuren, Butter.

Fisch und Seetiere
Muscheln, Krabben, Garnelen, Krebse, Mayonnaisezubereitungen,

Bückling, Makrelen, Ölsardinen, Sprotten, in viel Fett gebratener und panierter Fisch gehören nicht in die Reduktionsdiät.
Aber mehr magere Fische wie Scholle, Seelachs oder Forelle.

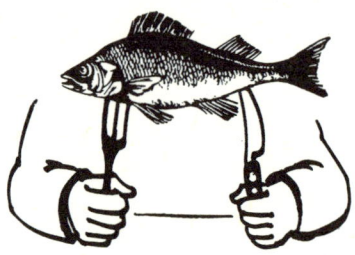

Obst
Obst in Form von Trockenfrüchten sollte gemieden werden. Es ist zwar nicht ungesund, enthält jedoch zuviel Energie für eine Reduktionsdiät. Besser ist Frischobst aller Art, auch geringe Mengen Weintrauben oder eine kleine Banane sind ab und zu im Speiseplan enthalten.

Nüsse
Nüsse in großen Mengen haben bei der Reduktionsdiät nichts zu suchen. Als gesunde Knabberei für zwischendurch sind sie erlaubt. Nur die Erdnüsse aus dem Packerl haben zu viel Energie und sollen hier gemieden werden.

Gemüse
Gemüse aller Art ist erlaubt. Auf dem Speiseplan für gesunde Ernährung steht Frischgemüse als Rohkost einmal täglich an erster Stelle. Auf Gemüsesalatkonserven mit Mayonnaise sollte man überhaupt verzichten.

Suppen und Soßen
Alle fetthaltigen und mit Mehl gebundenen Suppen und Soßen sollte man meiden, auch Suppen mit Einlagen von Reis oder Teigwaren. Besser und gesünder sind klare Gemüsesuppen oder Suppen und Soßen aus püriertem Gemüse.

Kartoffeln
Salz- oder Pellkartoffeln sind verarbeiteten Kartoffeln wie zum Beispiel Pommes frites, Kartoffelpuffer, Kartoffelknödel und -croquetten vorzuziehen.

Teigwaren und Nährmittel
Anstelle von Teigwaren aus Weißmehl, Gerichten aus Grieß oder Stärke wie zum Beispiel Pudding, sollten Nudeln aus Vollkornmehl, also die braunen Nudeln und ungeschälter Reis bevorzugt werden.

Gebäck, Brot, Getreidespeisen
Kuchen und Torten aller Art haben in der Reduktionsdiät und in einer gesunden Ernährung nichts zu suchen. Auch Salzbrezeln, Chips und Flips, Käsegebäck und ähnliches gehören dazu. Weißmehlbrote wie Toastbrot oder Semmeln und Graubrot gehören nicht hierher.
Besser ist es mehr Vollkornbrot und Vollkornknäcke, Müsli aus Vollkornflocken oder aus frischem Weizenschrot zu essen.

Milchprodukte
Gezuckerte Kondensmilch, süße Milchshakes, Sahnequark, sehr fetter Käse (über 30% Fettgehalt), gezuckerte Milch wie gesüßter Quark, Buttermilch oder Fruchtjoghurt soll man meiden, wenn man abnehmen will.
Besser eignen sich Vollmilch, Käse (bis zu 30% Fettgehalt), Magerquark und -joghurt, Mischungen aus Magerquark mit Frischkäse oder Gorgonzola oder anderen fetteren Käsesorten.

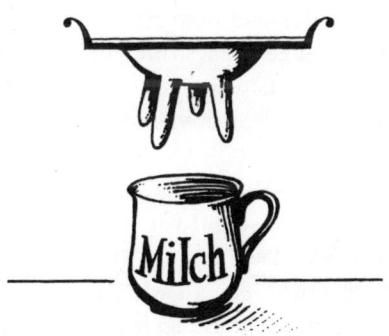

Eier
Ab und zu ein Ei ist erlaubt, mit Mayonnaise gefüllte Eier sind allerdings verboten.

Getränke
Süße Limonaden, Kakao, Malzbier, alkoholische Getränke gehören nicht in eine Reduktionskost, sie passen auch nicht zu einer gesunden Er-

nährungsweise. Diese Getränke liefern viel Energie und löschen nicht den Durst. Die echten, gesunden Durstlöscher sind Mineralwasser, mit Mineralwasser verdünnte Fruchtsäfte (1/3 Saft, 2/3 Wasser), ungesüßte Kräutertees, ungesüßter Kaffee und schwarzer Tee in kleinen Mengen.

Süßwaren und Zucker

Süßigkeiten aus Zucker oder Schokolade, Konfekt, Bonbons etc., auch Rohr- oder Rübenzucker (Saccharose), Traubenzucker (Glucose), Fruchtzucker (Fructose) und andere Zucker, zuckerhaltige Getränke, Gelees und Gebäck haben sowohl in der Reduktionsdiät als auch in einer gesunden Ernährung nichts zu suchen! Besser: In der Reduktionskost mit Süßstoff süßen, um wenigstens unnötige Kalorien und Joule zu sparen. Noch besser: Man gewöhnt sich langsam das Süßen von Kaffee, Tee und verschiedenen Lebensmitteln ab, denn die meisten Menschen besitzen eine überhöhte Reizschwelle für die Geschmacksrichtung »süß«. Schon nach wenigen Tagen kann man sich daran gewöhnen, weniger zu süßen.

»Au weh«, jammert Herr Wampinger, »jetzt gehts dem Zucker wieder an den Kragen, das Stückerl, das ich da in den Kaffee hineintu!«

Gut, Herr Wampinger, also hier noch ein Wort zum Zucker:

Reinen Zucker aller Art braucht der Körper überhaupt nicht. Das, was er an Zucker braucht, holt er sich aus anderen kohlenhydrathaltigen Lebensmitteln wie zum Beispiel dem Brot. Außerdem hat Zucker sehr viel Energie und nur wenige Nährstoffe, lieber Herr Wampinger, und deshalb ist er für den Organismus nicht wertvoll. Er ist als »Vitamin-B-Räuber« verrufen. Das ist zwar etwas unwissenschaftlich ausgedrückt, aber es ist etwas Richtiges dran.

Erinnern Sie sich, daß die B-Vitamine für den Abbau der Kohlenhydrate sorgen? Zucker bringt davon so gut wie nichts mit, er ist sehr nährstoffarm aber energiereich. Somit werden die Vitamine nur unnötig im Körper verbraucht. Und noch etwas: Wenn wir Zucker essen, dann geschieht sehr viel in unserem Körper. Die Bauchspeicheldrüse muß nämlich Insulin bereitstellen. Das ist ein Hormon, das den Zucker, wenn er ins Blut gelangt ist, für den Stoffwechsel verfügbar macht. Ißt man nun etwas Süßes oder Zuckerhaltiges, dann reagiert der Körper bzw. die Bauchspeicheldrüse mit einem übergroßen Ausstoß an Insulin. Vorsichtshalber sozusagen, damit der Blutzuckerspiegel nicht so stark in die Höhe schnellt. Doch durch dieses Zuviel an Insulin sinkt der Blutzucker wiederum stark ab, und es geschieht etwas, was man gar nicht haben möchte: Man bekommt Hunger, wenn der Blutzucker absinkt. Der Zucker aus süßen Früchten gelangt viel langsamer ins Blut und verursacht nicht eine Überproduktion an Insulin.

So, liebe Wampingers, und jetzt schauen Sie sich die Liste der Lebensmittel noch einmal genau an: Die verbotenen Sachen sollten Sie während der Reduktionsdiät meiden und die meisten davon auch später. Am besten ist es, Sie behalten auch nach Ihrer Kur die Vorschläge für die gesunden Lebensmittel bei. Sie müssen sich aber ihren Speiseplan nicht selbst zusammenstellen, denn dafür gibt es ja die Herbst- und Frühjahrskur!

Tips und Tricks für die Küche

Jetzt weiß Frau Wampinger bereits, welche Lebensmittel sie verwenden sollte. Hier bekommt sie noch ein paar Tips und Kniffe mit, wie sie bei der Zubereitung der Speisen überflüssige Kalorien und Joule einsparen kann:

- Fleisch oder Fisch dünstet man am besten in wenig Wasser. Fisch gelingt sehr gut, wenn man ihn mit Kräutern würzt, in Alufolie wickelt und im Backrohr bei 180° C eine halbe Stunde lang gart.
- Suppen oder Soßen kann man statt mit Mehl mit Hefeflocken binden. Bei den hier aufgeführten Rezepten benötigen Sie keine Bindemittel.
- Gemüse in wenig Wasser dünsten und erst nach dem Garen etwas Fett dazugeben, so bleibt das Fett sichtbar und das Gemüse schmeckt besser.
- Beim Brotaufstrich kann man Fett sparen, wenn man statt Butter zum Beispiel etwas Magerquark verwendet oder Gurken- und Tomatenscheiben.

Herr Wampinger wird sich daran gewöhnen, die Butter nicht mehr fingerdick aufs Brot zu streichen. Die Fettmenge, die man täglich essen darf, liegt ungefähr bei 75–80 Gramm pro Tag. Dazu zählen auch die versteckten Fette in Fleisch und Wurst, Käse und Milchprodukten. Deshalb gilt hier als eiserne Regel: 2/3 des täglichen Fettbedarfs darf man bewußt einsetzen, also als Brotaufstrich, zum Backen und Braten und für Salate. Das heißt man dürfte dann 50 Gramm Fett täglich verwenden; das entspricht ungefähr zwei Hotelportionen Butter.

Gewürze und Würzmittel

Nun meldet sich Herr Wampinger wieder zu Wort:
»Also, das mit der Diät und dem weniger essen und das Richtige und so weiter mag ja sein, aber schmecken muß es halt. Hauptsache, es ist alles kräftig gewürzt und schmeckt nicht fad.«
Da haben Sie recht, Herr Wampinger. Essen soll nicht nur gesund sein, sondern auch schmecken. Aber über Geschmack läßt sich ja bekanntlich streiten. Denken Sie auch einmal an Ihren hohen Blutdruck! Der kommt nicht nur vom Übergewicht. Zu hoher Salzkonsum führt zu Bluthochdruck und kann den Mineralstoffhaushalt stören. Manche Speisen schmecken natürlich nicht ohne Salz. Ernährungswissenschaftler meinen, daß man nicht mehr als maximal 5 g natriumhaltiges Kochsalz pro Tag zum Würzen der Speisen verwenden sollte. Der eigentliche Verbrauch liegt aber viel höher, nämlich bei 10–12 Gramm pro Tag.
Frau Wampinger zieht auf dem Fensterbrett schon seit Jahren ihren Schnittlauch selbst; sie verwendet ihn aber nur zum Garnieren der Speisen. Anstelle von Salz kann man ja auch mit vielen frischen Kräutern würzen. Nebenbei sind frische Kräuter auch reich an Vitaminen und Mineralstoffen. Und sie enthalten Stoffe, die zum Beispiel die Verdauung anregen und fördern. Überdies geben sie den Speisen ein gutes Aroma. Salzarmes Essen muß nicht langweilig oder fad schmecken.
Nach kurzer Zeit werden die Geschmacksnerven wieder sensibel und er-

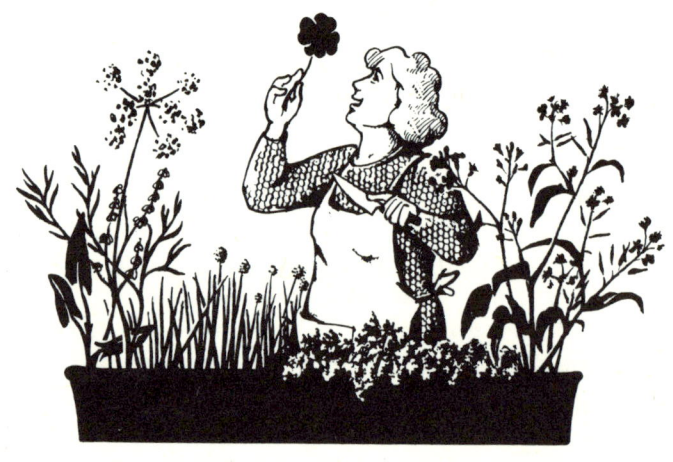

kennen auch feine Geschmacksnuancen. Ein Gourmet, der die hohe Schule der Kochkunst schätzt, weiß dies schon lange.

Die gesunde und die feine Küche verwendet wenig Salz, am besten Vollmeersalz, Kräuter- oder Jodsalz. Nicht empfehlenswert sind Fertigwürzen und Gewürzextrakte wie zum Beispiel Sojasaucen oder Fertigdressings. Sie enthalten meist sehr viel Kochsalz und zusätzlich Farb- und Konservierungsstoffe.

Schnittlauch, Kresse, Dill, Basilikum oder Kerbel lassen sich in Blumentöpfen am Küchenfenster oder auf dem Balkon ziehen. Und wer etwas Neues versuchen möchte, kann es auch einmal mit den vitaminreichen Wildkräutern probieren, wie Gänseblümchen, Brennessel oder Löwenzahn.

Tips zum Durchhalten

Herr und Frau Wampinger wissen nun eigentlich ganz gut Bescheid, wie man richtig abnimmt.

»Das ist ja alles gut und schön, was man essen soll und was nicht. Nur, mir wird der Magen gleich am ersten Tag gewaltig knurren – und dann, so fürchte ich, bin ich auch schon sofort am Kühlschrank!« seufzt Frau Wampinger.

Das geht natürlich vielen, die abnehmen wollen, genauso. Die guten Vorsätze sind gefaßt, doch gerade am Anfang fällt das Durchhalten besonders schwer. Aber auch die Wampingers können sich mit ein paar Tricks weiterhelfen:

Fast jeder hat ein Lieblingsgericht oder eine Knabberei, bei der er trotz aller guten Vorsätze schwach wird. Sind es Plätzchen oder Pommes frites, Schokolade oder Erdnüsse? Das muß man herausfinden und ab sofort haben alle derartigen Verführer Hausverbot. Haben Sie noch Vorräte davon im Haus, dann verschenken sie diese, bringen sie in den Keller oder schließen Sie diese sicher vor sich selbst weg.

Herr Wampinger hat auch eine Idee:»Wenn ich sündige, dann muß ich dem Maier Seppi eben eine Maß zahlen, oder ich geb was ins Sparschwein!«

Wer gar nicht durchhalten kann und unbedingt etwas essen muß, der soll seinen Appetit wenigstens mit kalorienarmen Speisen wieder unter Kontrolle bringen:

Ein Stück grüne Gurke oder Gewürzgurken helfen allen, die bei Salzigem schwach werden. Überhaupt darf rohes Gemüse, wie zum Beispiel Paprika, Karotten oder Staudensellerie nebenbei geknabbert werden. Das ist gut für die Verdauung, denn Gemüse enthält viele Faserstoffe, die für regelmäßigen Stuhlgang sorgen. Außerdem quellen die Faserstoffe im Magen auf, und man fühlt sich dadurch satt, und hohe Cholesterinwerte im Blut können durch solch eine faserreiche Ernährung gesenkt werden. Vor zusammengepreßten Kleiewürfeln ist abzuraten. Sie enthalten wenig Vitalstoffe und führen unter Umständen auch zu Verstopfung.

Frau Wampinger will sich täglich wiegen, um jedes verlorene Gramm zu bejubeln. In den ersten Tagen purzeln die Pfunde schnell; das liegt meist an einer salzärmeren Kost, da verliert man vor allem Wasser. Und dann dauert es oft eine Weile, bis die Waage wieder ein Stricherl weniger anzeigt. 2–3 mal pro Woche wiegen genügt. Auf den Seiten 32 und 74 können Sie auch ihr Gewicht in eine Tabelle eintragen. Am linken oberen Rand tragen Sie Ihr Gewicht ein und darunter niedrigere Zahlen im Abstand von einem halben Kilogramm. Am ersten Tag der Diät machen Sie also neben der oberen Zahl im ersten Kästchen ein Kreuz. Beim nächsten Wiegen tragen Sie in die entsprechende Tagesspalte Ihr neues Gewicht ein und verbinden die Kreuze miteinander. So kann man genau beobachten, wie die Pfunde dahinschwinden. Vielleicht machen Sie auch eine Kopie der Tabelle und hängen sie über Ihre Waage.

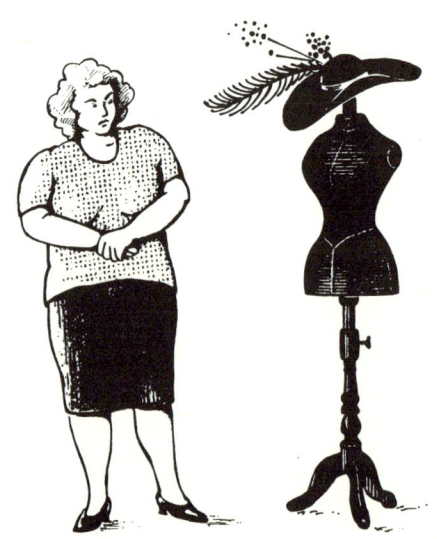

Schließlich zeigt sich der Erfolg der Diät auch an der Kleidung. Herr Wampinger hat sich vorgenommen, nichts in der nächsten Kleidergröße zu kaufen und will bald wieder in den guten blauen Anzug passen, denn der ist noch so gut wie neu, nur leider viel zu klein. Frau Wampinger liebäugelt schon seit langem mit einem schicken Badeanzug, in dem sie sich mit der neuen Figur auch im Schwimmbad wieder sehen lassen könnte. Vielleicht kaufen sich einige Leserinnen den heißersehnten Bikini und halten die Kur solange durch, bis er auch optimal paßt.

In Gesellschaft läßt es sich leichter hungern, und man kann gleich mit seinem Kurpartner über alle möglichen Problemchen der Diät reden. Geteiltes Leid ist halbes Leid; möglicherweise findet sich ein guter Freund oder eine nette Freundin, die auch abnehmen müssen und gleich bei der Kur mitmachen.

Herr und Frau Wampinger haben die ganze Familie eingeweiht, damit sie beim Abnehmen unterstützt werden. Sie haben zwar von einigen zu hören bekommen, daß sie so gerade recht seien, daß Dicke doch so gemütlich sind, und Herrn Wampinger kam zu Ohren, daß ein Mann ohne Bauch nur ein halber Mensch ist. Aber davon läßt er sich nicht beirren, was er sich jetzt vorgenommen hat, wird auch durchgeführt. Zusätzlich geht Herr Wampinger jetzt zweimal in der Woche zum Schwimmen, und Frau Wampinger fährt nicht mehr mit dem Fahrstuhl und der Rolltreppe.

Etwas Sport zur Diät unterstützt die ganze Sache natürlich. Deshalb müssen keine neuen Rekorde im Waldlauf, Schwimmen oder Dauerseilspringen aufgestellt werden. Das tägliche Viertelstündchen Gymnastik oder ein ausgedehnter Spaziergang genügen schon.

Frau Wampinger hat sich auch schon ein Buch mit Gymnastikübungen gekauft, die sie täglich zu Hause machen will.

Wie lange darf man die Kur machen?

In dieser Kur sind alle wichtigen Nährstoffe enthalten, die der Körper täglich braucht, und deshalb kann sie auch über längere Zeit durchgeführt werden. Wer sich an den Diätplan hält, kann die Kur so oft wiederholen wie er mag und solange abnehmen, bis er sein Normalgewicht erreicht hat.

Wer darf die Kur machen?

Alle, die abnehmen müssen und wollen, können die Kur durchführen. Wer sich nicht sicher ist, ob ihm eine Reduktionskost bekommt, sollte auf jeden Fall seinen Hausarzt fragen. Das können zum Beispiel übergewichtige Diabetiker sein, denen es zwar gut täte, abzunehmen, die aber nicht genau wissen, ob die Anzahl der angegebenen Broteinheiten für sie richtig ist. Hier bitte einen Arzt oder den Ernährungsberater fragen. Auch übergewichtige Patienten mit erhöhten Blutfett- oder Cholesterinwerten, erhöhten Harnsäure oder Leberwerten nutzt eine Diät. Auch sie sollten aber vorher beim Hausarzt rückfragen.

Treten während der Reduktionsdiät irgendwelche Störungen auf, dann suchen Sie auch sofort den Arzt auf. Der Körper ist während dieser Zeit möglicherweise anfälliger für Erkrankungen. Ältere Menschen können die Kur ebenfalls ohne Bedenken machen, überflüssige Pfunde belasten nur Herz und Kreislauf unnötig. Teenies mit Babyspeck dürfen auch zur Kur greifen, nur sollten sie eben nicht versuchen, die in diesem Alter auftretenden natürlichen Rundungen wegzuhungern. Auch hier heißt es: Vor der Kur den Arzt befragen. Er kann beurteilen, ob eine Diät notwendig ist. Übergewichtige schwangere Frauen sollten nur unter Aufsicht und auf Empfehlung des Arztes abnehmen. Da der Energiebedarf während der Schwangerschaft erhöht ist, könnte eine werdende Mutter, die abnehmen möchte, die Mengen der Rezepte verdoppeln und so 2000 Kilokalorien pro Tag aufnehmen. Da die Kur aus einer ausgewogenen Mischkost besteht, bekommt auch eine Schwangere ausreichend Nährstoffe. Doch sie sollte auf jeden Fall ihren behandelnden Arzt fragen, ob sie eine Abmagerungskur durchführen darf!

Was man wissen muß, bevor man die Kur beginnt

Die Diät besteht aus einer ausgewogenen Mischkost und wurde nach ernährungswissenschaftlichen Erkenntnissen zusammengestellt. Die Frühjahrskur ist für die Monate März/April, die Herbstkur für die Monate September/Oktober ausgerichtet. Die Auswahl der Lebensmittel richtet sich nach dem jahreszeitlichen Angebot. Die Kur enthält 1000 Kilokalorien (4200 KJ) pro Tag, die Rezeptangaben beziehen sich auf eine Person.

Damit die Kur auch wirkt, müssen die Mengenangaben auch möglichst genau eingehalten werden.
Bei einer Reduktionsdiät muß reichlich getrunken werden: Und zwar mindestens zwei Liter pro Tag. Da weniger gegessen wird, gelangt auch mit der Nahrung weniger Wasser in den Körper.

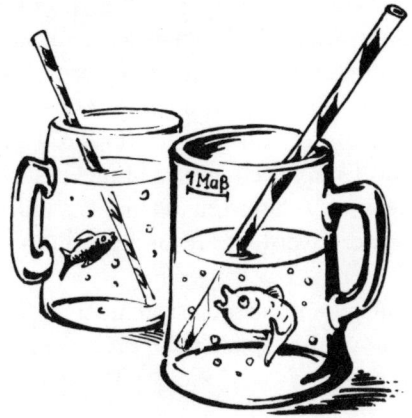

»Wunderbar«, freut sich Herr Wampinger, »kein Problem für mich! Fünf halbe Bier sind über zwei Liter, das schaff ich locker!«
Unter dem Kapitel »Getränke«, einige Seiten vorher, steht aber etwas anderes, Herr Wampinger! Getränke sind natriumarmes Mineralwasser, ungesüßte Tees, verdünnte Fruchtsäfte. Alkoholische Getränke sind tabu und dazu gehört auch Bier – ohne bayerische Ausnahme!* Außerdem kann auch ein knurrender Magen mit einem Glas Tee oder Mineralwasser besänftigt werden.
Patienten mit erhöhten Cholesterinwerten können, wenn sie die Diät streng betreiben wollen, das Frühstücksei weglassen, statt dessen gibt es einen Joghurt oder 2 EL Magerquark mit 50 g Obst vermischt. Als Streichfett eignet sich eine gute Margarine, die reich an mehrfach ungesättigten Fettsäuren ist.
Wer Milch nicht verträgt, sollte probieren, ob er Milchprodukte verträgt, also Joghurt, Quark oder Käse. Anstelle von einem Glas Milch als Zwischenmahlzeit gibt es dann einen Becher Joghurt, Kefir oder 2 EL Quark mit 50 g Obst. Wer keinen körnigen Frischkäse mag, ersetzt ihn durch ein Glas Milch, einen Becher Joghurt oder durch Quark (siehe oben).

* Keine Angst, die Autorin kommt aus Bayern und trinkt ab und zu auch gerne ein Glas Bier!

Für Diabetiker sind die Broteinheiten (BE, 1 BE = 12 g Kohlenhydrate) angegeben. Diabetiker sollten eine entsprechende Diabetikermarmelade verwenden. Die angegebenen BE für das Frühstück sind ohne Marmelade gerechnet. Süßen ist nur mit Süßstoff erlaubt. Bananen und Fruchtsäfte sind durch Äpfel, Orangen oder Grapefruits zu ersetzen. Zum Süßen wird in der Kur Süßstoff empfohlen, da er keine Energie enthält und somit nicht überflüssige Kalorien bringt. Süßstoff ist jedoch kein Ersatz für Zucker; er ist genauso sparsam und vernünftig zu verwenden. Der richtige Umgang mit Süßungsmitteln aller Art, sei es Honig, Zucker oder Süßstoff, sollte bei dieser Kur gelernt werden. Der Körper braucht keinen Industriezucker. Er holt sich, was er braucht, aus anderen Lebensmitteln. Süßungsmittel aller Art dürfen in einer gesunden Ernährung nur wie ein Gewürz verwendet werden. Gesunde Ernährung kann man mit dieser Kur lernen.

Wer seine warme Mahlzeit am Abend essen möchte, kann das Abendessen zum Beispiel mit zum Arbeitsplatz nehmen und am Abend das warme Mittagessen zubereiten.

Die Kur ist zweigeteilt: 28 Tage Herbstkur, 28 Tage Frühjahrskur. Die Kurtage sind wochenweise zusammengefaßt; der Speisezettel ist auch am Wochenende etwas »üppiger«, soweit es eben eine Abmagerungsdiät erlaubt. Vor jeder Kur-Woche finden Sie eine Liste der Lebensmittel, die Ihnen das Einkaufen erleichtern soll. Außerdem sollten Sie folgende Lebensmittel immer vorrätig haben:

- Magerjoghurt
- Magerquark
- Salat- und Gewürzgurken, zum Naschen für alle Fälle
- Zwiebeln
- Sauerrahm, er hält sich im Kühlschrank auch geöffnet ca. 1 Woche.
- Verschiedene frische Kräuter. Waschen Sie die Kräuter und wickeln Sie diese noch feucht in Plastikfolie. So bleiben die Kräuter im Kühlschrank auch etwa 1 Woche frisch.
- Instant Fleischbrühe, besser Gemüsebrühe aus dem Naturkostladen oder dem Reformhaus.
- Butter sowie Öl, Margarine und Brühe sind auf den Einkaufslisten nicht extra angegeben und sollten deshalb immer vorrätig sein.

Außerdem müssen Sie noch beachten:

1 EL = 1 Eßlöffel = 10–15 g

1 TL = 1 Teelöffel = 3–5 g

1 TL Fett = 10 g

1/2 TL Fett = 5 g

1 Joghurt = 1 Becher = 125 g (Fettgehalt 1,5%)

Quark = Magerquark (Fettgehalt 10%)

1 Glas Fruchtsaft = 200 ml

1/2 Becher körniger Frischkäse = 125 g

1 Tasse Milch = 200 ml

1 Scheibe Brot = 30–35 g (Nicht mehr!). Wiegen Sie einmal eine Scheibe ab, dann wissen Sie, wie dick Sie diese schneiden dürfen. Nehmen Sie am besten nur Vollkornbrot, das enthält mehr Vitalstoffe, und es sorgt für eine gute Verdauung. Es muß auch nicht das abgepackte Folienbrot aus dem Supermarkt sein; fragen Sie Ihren Bäcker nach frischem Vollkornbrot. Vollkornbrot besteht aus dem Mehl des ganzen Getreidekornes. Zugaben von einzelnen harten Körnern an ein einfaches Graubrot machen noch lange kein echtes Vollkornbrot aus.

1 Knäckebrot = 1 Vollkornknäckebrot

Schneiden Sie sichtbares Fett von Fleisch und Schinken weg.

Alles Wissenswerte über die Kur haben Sie nun erfahren; jetzt geht es los und all denen, die abnehmen wollen wünscht das Team gutes Gelingen!

Was kommt nach der Kur?

»Jetzt hab ich so gut abgenommen«, freut sich Herr Wampinger. »Jetzt kann ich bald wieder richtig drauflosessen!«
Auch Frau Wampinger träumt von einem Kaffeeklatsch mit Sahnetorte. Aber, aber, liebe Wampingers! Jetzt haben Sie zwar sehr viel abgenommen, das ist aber kein Grund zum Feiern bei Sahnetorte oder Schweinshaxe. Die Pfunde sollen natürlich in den nächsten Tagen und Wochen nicht wieder angefuttert werden, indem man sich belohnt und all die Sachen ißt, die während der Diät verboten waren. Ein ständiges Hin und Her beim Abnehmen und Zunehmen fördert auch nicht gerade die Gesundheit. Gallensteine bilden sich bei stark Übergewichtigen unter solchen Bedingungen nämlich sehr gerne aus. Was kann man also tun, um die schlanke Linie zu halten? Vielleicht haben Sie ja während der Kur ge-

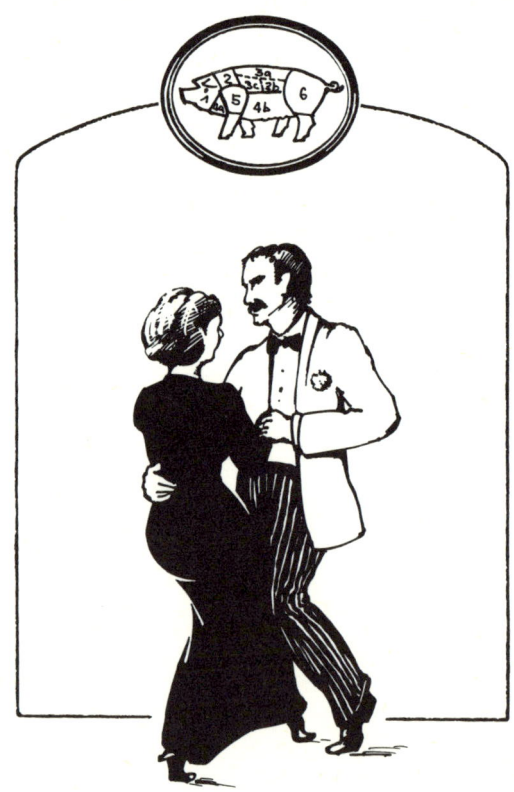

lernt worauf es ankommt: Es geht nicht darum, für kurze Zeit abzunehmen und dann, nach der Diät, wieder in seine alten, falschen Eßgewohnheiten zurückzufallen. Es genügt nicht allein zu wissen, was man eigentlich essen sollte. Man muß auch lernen, seine falschen Gewohnheiten zu ändern. Schauen Sie sich den Diätplan einmal genau an: Da gibt es viel Obst und Gemüse, mageres Fleisch und Vollkornbrot. Nehmen Sie die Kur als Anhaltspunkt und überlegen Sie einmal, was Sie an Ihren bisherigen Gewohnheiten ändern können.

Herr und Frau Wampinger überlegen, was sie alles vor der Kur gegessen haben:

Zum Frühstück aß Herr Wampinger zwei Semmeln mit dick Butter und Marmelade, zur Brotzeit zwei Brezen und 3 Weißwürste, mittags Braten mit Nudeln oder Kartoffeln, den Salatteller hat er immer gleich stehengelassen. Nachmittags gab's Kaffee und Kuchen und am Abend Graubrot, Wurst und Käse. Zum Fernsehen trank Herr Wampinger noch zwei Flaschen Bier.

Frau Wampinger hielt beim Frühstück kräftig mit und ließ dann das Mittagessen ausfallen, weil es ja nicht lohnt für eine Person etwas anständiges zu kochen, wenn Herr Wampinger nicht zu Hause zu Mittag ißt. Am Nachmittag war der Hunger nach Kuchen und Kaffee dann natürlich groß. Beim Abendessen holte Frau Wampinger natürlich Versäumtes nach, weil sie ja den ganzen Tag noch nichts ordentliches gegessen hatte. Und zum Fernsehen naschte sie mit Vorliebe Likörpralinen.

Wie sah Ihr Speiseplan denn früher immer aus? Schreiben Sie das doch einmal hier unten auf:

Alter Speiseplan

Frühstück: _____

Zwischenmahlzeit: _____

Mittagessen: _____

Zwischenmahlzeit: _____

Abendessen: _____

Und wie soll Ihr Speiseplan in Zukunft aussehen?

Neuer Speiseplan

Frühstück:

Zwischenmahlzeit:

Mittagessen:

Zwischenmahlzeit:

Abendessen:

Vorsicht ist geboten vor fettreichen Lebensmitteln, vor Süßigkeiten, Alkohol und Zucker in größeren Mengen und Weißmehlprodukten aller Art. Diese sogenannten leeren Energieträger haben dem Körper außer an Energie nichts an Nährstoffen zu bieten. Wenn Sie Ihr Gewicht halten wollen, dann kaufen Sie sich im Buchhandel eine Kalorientabelle, und dann stellen Sie sich eine Liste von kalorienarmen, frischen Lebensmitteln zusammen. Packerlsuppen und süße Limonaden, Weißmehl Typ 405 und Süßwaren haben auf dem Einkaufszettel nichts zu suchen. Wie man eine Suppe aus Gemüse ohne großen Aufwand schnell und frisch zubereiten kann, haben Sie ja während der Kur gesehen. Essen Sie dann, wenn Sie echten Hunger verspüren, nicht nur bei bloßem Appetit. Versuchen Sie regelmäßige Essenszeiten einzuhalten und behalten Sie auch möglichst die Zwischenmahlzeiten bei. Schließlich sollte man sich auch den Teller nicht zu voll beladen. Inzwischen haben Sie vielleicht auch gelernt, ohne Ihre Lieblingsknabberei auszukommen. Die Nothelfer gegen Heißhunger bleiben weiterhin Karotten, grüne Gurken, Stangensellerie, Paprika oder milchsauer eingelegtes Gemüse wie zum Beispiel rohes Sauerkraut. Den Heißhunger vor den Mahlzeiten können Sie dämpfen, wenn Sie vor den Mahlzeiten einen frischen Salat als Vorspeise essen. Kontrollieren Sie Ihr Gewicht regelmäßig und bekämpfen Sie jedes überflüssige Pfund sofort, indem Sie die Kur einlegen. Versuchen Sie nebenbei ein wenig Sport zu treiben, der Ihnen Spaß macht und gut tut.

Essen ohne Kalorienzählen, ist das eigentlich möglich?

Im Prinzip ja. Haben Sie schon mal etwas von Vollwertkost gehört? »Davon will ich gar nix wissen«, schimpft Herr Wampinger. »Das ist was für spinnerte Körnerfresser und Müslionkel und wieder so eine neumodische Spinnerei! Mein Großvater ist auch 96 Jahre alt geworden und hat sich da nie drum gekümmert!« Vollwertkost ist weder spinnert noch modern, davon wußten nämlich schon die alten Griechen. Vollwertkost ist eine ganz seriöse Angelegenheit, die auch von vielen Ernährungswissenschaftlern unterstützt wird. Vollwertkost, das ist keine Diät, sondern eine Art vernünftiger Ernährung. Kalorien sind nur ein Maß für den Energiegehalt von Lebensmitteln, nicht aber dafür, wie wertvoll etwas für den Organismus ist. Heute mangelt es den meisten Menschen an Bewegung. Deshalb versucht die Nahrungsmittelindustrie mit einer Vielzahl kalorienreduzierter Produkte diesen Ansprüchen gerecht zu werden. Energiereiche Bestandteile werden von Lebensmitteln entfernt, der verbleibende Rest ist ein stark verarbeitetes und konserviertes Produkt mit nur noch einem geringen Teil der ursprünglichen Inhaltsstoffe, die für den Körper wichtig sind. Deshalb sollten möglichst wenig übertrieben bearbeitete Lebensmittel verzehrt werden und die Nahrung so abwechslungsreich wie möglich gestaltet werden. Ein gesunder Organismus stellt dann sein ideales Körpergewicht von alleine ein. In der Vollwertküche findet man Obst und Gemüse, Milch und Milchprodukte, diese allerdings ohne Zucker, Bindemittel und Konservierungsstoffe. Vollgetreide findet man wieder in Vollkornbrot, ungeschältem Reis und braunen Vollkornnudeln. Fleisch ist nicht verboten, nur weniger soll es einfach sein. Ein- oder zweimal in der Woche Fleisch und einmal Fisch stehen hier auf dem Speiseplan.
Schauen Sie sich noch einmal Ihren Speiseplan an und werfen Sie auch einmal einen Blick in Ihren Vorratsschrank. Man muß ja nicht von heute auf morgen seine Gewohnheiten radikal ändern. Aber vielleicht können Sie beim Einkauf an ein paar Regeln der Vollwertküche denken.

Herbstkur
Schlank in den Winter

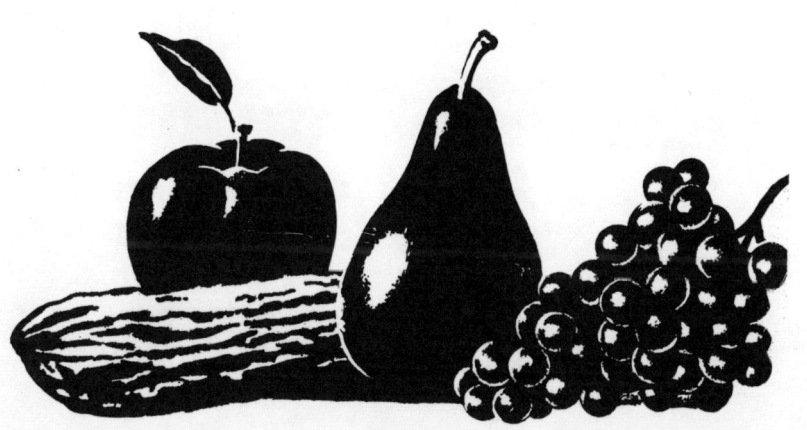

Ihre persönliche Gewichtstabelle

Tag kg	1.	2.	3.	4.	5.	6.	7.	8.	9.	10.	11.	12.	13.	14.

Tag kg	15.	16.	17.	18.	19.	20.	21.	22.	23.	24.	25.	26.	27.	28.

Zutaten 1. Woche

Milch, Milchprodukte und Eier	MO	DI	MI	DO	FR	SA	SO
Buttermilch				1/4l	1/4l		
Eier	1		1		1		
Joghurt	1	1	1		1		1 EL
Milch	0,1 l						
Quark							2 EL
Reibekäse						1 EL	
Sauerrahm	1 EL			1 EL	1 EL	2 EL	
Schnittkäse	30 g	40 g		30 g	30 g		

Fisch

	MO	DI	MI	DO	FR	SA	SO
Schellfisch					250 g		

Fleisch und Geflügel

	MO	DI	MI	DO	FR	SA	SO
Lachsschinken		30 g					
Putenschinken				40 g	40 g		
Rindfleisch, mager			125 g			100 g	
Schinken, gekocht							40 g
Schweinefilet							100 g

Getreide und Getreideerzeugnisse

	MO	DI	MI	DO	FR	SA	SO
Getreideflocken aus Vollgetreide		3 EL			3 EL		
Naturreis, roh			2 EL				
Vollkornbrot/Scheiben	2	1	1	2	1	1	
Vollkornbutterkeks		3					
Vollkornknäckebrot			3			1	3
Vollkornmehl	1 EL						

	MO	DI	MI	DO	FR	SA	SO
Vollkornsemmel							1

Gemüse

	MO	DI	MI	DO	FR	SA	SO
Blumenkohl						1/2	
Champignons	100 g					50 g	
Chinakohl					150 g	100 g	
Gewürzgurke							1
Karotte		2		1		2	1
Kartoffel	3	2		1	2		2
Knollensellerie		1/4		1/4			
Lauch (Stange)			1	1			
Paprika						1	
Salatgurke	1/2			1/2			
Staudensellerie							200 g
Tomaten	2		1		2		
Zucchini		200 g					
Zwiebel		1					

Obst

	MO	DI	MI	DO	FR	SA	SO
Apfel	1	1		1			
Birne		1	1		1		1
Mirabellen			2				
Pflaumen/Stück				3			3
Preiselbeeren	50 g				75 g		
Quitte	1						
Weintrauben		100 g		6 St.		100 g	

Kräuter und Gewürze	MO	DI	MI	DO	FR	SA	SO
Dill	×				×		
Kardamon		×					
Petersilie	×				×	×	×
Schnittlauch	×					×	×
Sherry							×
Zimtstange	×						

Rezepte – 1. Woche

1. Tag Montag

Frühstück 2 BE

1 Scheibe Brot
1 Scheibe Schnittkäse (30g)

1 TL Butter oder Margarine
1 mittelgroßer Apfel

Zwischenmahlzeit 1 BE

1 Joghurt mit 2 EL frischen Preiselbeeren

Mittagessen 4 BE

Fingernudeln mit Quitten

3 eigroße gekochte
Kartoffeln (150g)
Zimt, 1/2 Zimtstange, 1 Quitte

1/4 Tasse Milch (100ml), 1 Ei
1 EL Vollkornmehl
Muskat, 1 TL Fett

Gekochte Kartoffeln mit der Gabel zerdrücken oder reiben. Die Kartoffeln mit dem Ei und dem Vollkornmehl vermischen, mit Muskat würzen. Aus dem Kartoffelteig fingerdicke Röllchen formen. Eine feuerfeste Form mit Fett einfetten. Fingernudeln in die Form geben und im Backofen bei 200° C (Gas Stufe 4) goldgelb backen. Dann Milch darübergießen. Wenn die Milch aufgesogen ist, sind die Nudeln fertig. Mit Zimt bestreuen. Quitte schälen und würfeln, mit der Zimtstange in wenig Wasser dünsten. Evtl. mit Süßstoff süßen.

Zwischenmahlzeit 0 BE

1/2 Salatgurke

Abendessen 1 BE

1 Scheibe Brot, 1/2 TL Fett
100g Champignons
2 Tomaten

1 EL Sauerrahm
etwas trockenen Sherry
1/2 Bund Schnittlauch, Kräutersalz

Tomaten achteln, Pilze in feine Scheiben schneiden. Mit einer Soße aus Sauerrahm, etwas Sherry, 1/2 Bund Schnittlauch (fein geschnitten) und etwas Kräutersalz vermischen. Dazu gibt es ein Butterbrot.

2. Tag Dienstag

Frühstück   3 BE *(mit 2 EL Getreideflocken)*

Müsli aus:

1 Joghurt	*3 EL Getreideflocken*
1 geraspelten Birne	*1 TL Honig oder Süßstoff*

Zwischenmahlzeit   1,5 BE

100g Weintrauben

Mittagessen   1,5 BE

Zucchiniauflauf

2 eigroße Kartoffeln (100g)	*1/2 TL Butter oder Margarine*
1/4 Sellerie-Knolle, 1/2 TL Öl	*1 kleine Zwiebel*
200g Zucchini	*2 Scheiben Käse (40g)*

Kartoffeln in Scheiben schneiden. Sellerie-Knolle in dünne Scheiben schneiden und mit der kleingeschnittenen Zwiebel in 1/2 TL Öl kurz anbraten. Zucchini in Scheiben schneiden und zum restlichen Gemüse geben, nicht mehr mitgaren. Eine Form mit 1/2 TL Fett einfetten, abwechselnd Gemüse und Kartoffeln in die Form schichten. Mit dem Käse bei 200°C (Gas Stufe 4) im Backofen überbacken, bis der Käse zerlaufen ist.

Zwischenmahlzeit   1 BE

3 Vollkorn-Butterkekse

Abendessen   2 BE

1 Scheibe Brot	*Salz, Essig, evtl. Süßstoff*
1 TL Butter oder Margarine	*Petersilie, Kardamon*
3 Scheiben Lachsschinken (30g)	*1 kleiner Apfel, 2 kleine Karotten*

Apfel und Karotten fein raspeln und mit Petersilie, Salz, Essig, etwas Süßstoff und Kardamon abschmecken. Dazu ein Brot mit Fett bestreichen und mit dem Schinken belegen.

3. Tag Mittwoch

Frühstück　2 BE

3 Scheiben Knäckebrot
2 TL Butter oder Margarine
3 TL Marmelade

Zwischenmahlzeit　1 BE

1 Birne

Mittagessen　2 BE

Hacksteak mit Gemüsereis

125g mageres Rindfleisch　　　*30g Naturreis (2 EL roh)*
2 EL Petersilie　　　　　　　　*1 kleine Stange Lauch*
2 EL Wasser, 1 TL Öl　　　　　*etwas Salz*

Rindfleisch hacken, mit etwas Salz würzen, mit 2 EL Petersilie und 2 EL Wasser vermischen. Zu einem Fleischpflanzerl formen. In Öl von beiden Seiten braten. Reis kochen. Kurz bevor der Reis gar ist, den Lauch in kleine Ringe schneiden und mitkochen lassen. Wasser abgießen, Gemüsereis nur wenig würzen, zum Fleisch servieren.

Zwischenmahlzeit　1 BE

1 Joghurt mit 2 gewürfelten Pflaumen oder Mirabellen

Abendessen　1 BE

1 Scheibe Brot　　　　　　　*1 Tomate*
1/2 TL Fett, 1 gekochtes Ei　　*Dill oder Schnittlauch*

Brot mit Fett bestreichen, Tomate in Scheiben schneiden und das Brot damit belegen, mit den Kräutern würzen. Dazu gibt es ein gekochtes Ei.

4. Tag Donnerstag

Frühstück   1 BE

1 Scheibe Brot, 2 Scheiben Putenschinken (40g), 1 TL Butter

Zwischenmahlzeit   1 BE

3 Pflaumen oder Mirabellen

Mittagessen   1 BE

Fränkische Gemüsesuppe

¼ Sellerie-Knolle, 1 Karotte   *1 kleine Stange Lauch, 1 Ei*
1 eigroße Kartoffel (50g)   *1 EL Sauerrahm*
1 TL Fett, 50g Champignons   *etwas Fleisch- oder Gemüsebrühe*

Sellerie-Knolle, Karotte und Kartoffel in kleine, dünne Scheiben schneiden und in 1 TL Fett andünsten.
Gemüse mit Wasser bedecken und ca. 20 Minuten bei schwacher Hitze köcheln lassen. Kurz vor Ende der Garzeit die Champignons in Scheiben und den Lauch in Ringe schneiden und zum Gemüse geben. Topf von der Kochstelle nehmen. Das Ei und den Sauerrahm in einer Tasse verrühren und zur Suppe geben. Mit Fleisch- oder Gemüsebrühe abschmecken.

Zwischenmahlzeit   1 BE

1 Apfel

Abendessen   1 BE

1 Scheibe Brot   *1 Scheibe Schnittkäse (30g)*
½ TL Fett   *5–6 Weintrauben*
4 Gurkenscheiben   *etwas Dill*

Das Brot mit Fett bestreichen und mit den angegebenen Zutaten belegen. Mit Weintrauben und Dill verzieren.

5. Tag Freitag

Frühstück   3 BE *(mit 2 EL Getreideflocken)*

Müsli aus:

1 Joghurt   *3 EL Preiselbeeren*
3 EL Getreideflocken   *evtl. 1 TL Honig oder etwas*
                                          Süßstoff

Zwischenmahlzeit   0,5 BE

1/4 l Buttermilch

Mittagessen   1,5 BE

Schellfisch in Tomaten

2 Tomaten, 1 Zwiebel   *etwas Salz, etwas Dill*
1 TL Öl, 250g Schellfisch   *2 eigroße Kartoffeln (100g)*

Tomaten in Würfel schneiden, Kerne entfernen. Zusammen mit einer feingeschnittenen Zwiebel im Öl glasig werden lassen.
Schellfisch zum Gemüse geben und ca. 20 Minuten dünsten. Mit etwas Salz und Dill abschmecken. Dazu gibt es als Beilage die Kartoffeln als Pellkartoffeln.

Zwischenmahlzeit   1 BE

1 Birne

Abendessen   1 BE

1 Scheibe Brot   Für die Salatmarinade:
2 Scheiben Putenfleisch (40g)   *1 TL Essig, 1 EL Sauerrahm*
1 Scheibe Käse (30g)   *2 EL frische Kräuter*
150g Chinakohl   *etwas Salz und etwas Süßstoff*

Brot mit Putenfleisch belegen und mit Käse überbacken. Dazu gibt es einen Salat aus Chinakohl, mit einer Marinade aus den oben angegebenen Zutaten.

6. Tag Samstag

Frühstück   1 BE

1 Ei
1 TL Butter oder Margarine

1 Scheibe Brot
1 EL Schnittlauch für das Brot

Zwischenmahlzeit   0,5 BE

3 Vollkornbutterkekse

Mittagessen   1,5 BE

Überbackener Blumenkohl

½ Blumenkohl (250g)
100g mageres, gehacktes
Rindfleisch, 1 Zwiebel

Salz
frische Kräuter
1 EL Reibekäse, 1 TL Öl

Blumenkohl putzen, in Röschen zerteilen und kochen. Gemüse in eine
Auflaufform geben. Rindfleisch und die feingeschnittene Zwiebel in Öl
anbraten. Mit etwas Salz und frischen Kräutern würzen. Fleisch über den
Blumenkohl geben, mit Käse bestreuen und bei 180° C (Gas Stufe 3–4)
ca. 15 Minuten überbacken.

Zwischenmahlzeit   1,5 BE

100g Weintrauben

Abendessen   2 BE

1 Scheibe Knäckebrot
Salatplatte aus:
   100g geraspelten Karotten
   50g Champignons

100g Chinakohl
1 kleine grüne Paprikaschote

Dazu eine Salatsoße aus:
   2 EL Sauerrahm
   etwas Essig, etwas Salz

Süßstoff
2 EL frischen Kräutern

7. Tag Sonntag

Frühstück   1,5 BE

1 Vollkornsemmel
1 TL Butter
2 Scheiben gekochten Schinken (40g)

Zwischenmahlzeit   1 BE

1 Birne

Mittagessen   1,5 BE

Feiner Schweinebraten

100g Schweinefilet	*2 eigroße Kartoffeln (100g)*
etwas trockenen Sherry	*200 g Staudensellerie*
Estragon	*1 TL Öl*

Schweinefilet in einem Sud aus Wasser, Sherry, Estragon und etwas Salz
dünsten. Als Beilage gibt es Kartoffeln. Als Gemüsebeilage Staudensellerie in Öl dünsten, mild würzen, mit 2–3 EL Wasser aufgießen und bißfest garen.

Zwischenmahlzeit   1 BE

3 Pflaumen oder Mirabellen

Abendessen   2 BE

3 Scheiben Knäckebrot
2 EL Quark mit 1 EL Joghurt gemischt

Den Quark würzen mit:
1 feingewürfelten Gewürzgurke
1 geraspelten Karotte
2 EL frischen Kräutern

Zutaten 2. Woche

Milch, Milchprodukte und Eier	MO	DI	MI	DO	FR	SA	SO
Buttermilch							1/4 l
Eier			1	1	1		
Frischkäse						60 g	
körniger Frischkäse			125 g				
Joghurt	1			1	1 EL		1
Milch		0,2 l					
Quark		1 EL	1 EL		2 EL		
Romadur		125 g					
Sauerrahm	1 EL				1 EL	1EL	1EL
Schmelzkäse				1 Ecke			
Schnittkäse					40 g	20 g	20 g

Fleisch und Geflügel

	MO	DI	MI	DO	FR	SA	SO
Lachsschinken	75 g						
Putenfleich							150 g
Rindfleisch, mager				100 g			
Schinken, gekocht			20 g	20 g		20 g	20 g

Getreide und Getreideerzeugnisse

	MO	DI	MI	DO	FR	SA	SO
Getreideflocken aus Vollgetreide			3 EL				
Grieß			1 EL				
Naturreis, roh		2 EL				1 EL	3 EL
Vollkornbrot/Scheiben	2	2		1			2
Vollkornknäckebrot	2		2	3	3	3	
Vollkornnudeln				3 EL			

	MO	DI	MI	DO	FR	SA	SO
Vollkornsemmel					1		
Gemüse							
Blumenkohl	1/2						
Broccoli/Staude		1					
Kartoffel	3		2		2		
Karotte					2		
Knollensellerie		1/4					
Mais			50 g				
Paprika		1					
Rosenkohl					150 g		
Salatgurke			1/2	1/2			
Tomaten			1	2		2	1
Zwiebel				1			1
Obst							
Apfel		1	1		1		1 1/2
Birne	1		1			1	1
Fruchtsaft		0,2 l			0,2 l		
Preiselbeeren				50 g			
Quitte				1			
Weintrauben	100 g	100 g				100 g	
Zitrone					1		
Kräuter und Gewürze							
Petersilie	×		×	×	×	×	
Schnittlauch	×		×	×	×	×	×
Zimtstange			1/2	1/2			

Rezepte – 2. Woche

8. Tag Montag

Frühstück   2,5 BE

2 Scheiben Knäckebrot   75g Lachsschinken
1 TL Fett

Zwischenmahlzeit   0,5 BE

1 Joghurt

Mittagessen   2 BE

Kartoffelsuppe

3 eigroße Kartoffeln (150g)   Petersilie
Fleisch- oder Gemüsebrühe   1 Scheibe Brot
1 EL Sauerrahm   1 TL Öl

Kartoffeln in Stücke schneiden und in 1/4 l Wasser garen. Gekochte Kartoffeln mit einem Mixstab pürieren oder mit einer Gabel zerdrücken oder durch ein Sieb streichen. Je nachdem wie dick die Suppe gewünscht wird, mit Wasser aufgießen. Mit dem Sauerrahm, etwas Fleisch- oder Gemüsebrühe und viel Petersilie würzen.
Brot in Würfel schneiden und im Öl rösten. Brotwürfel zur Suppe geben.

Zwischenmahlzeit   1,5 BE

3 Vollkornbutterkekse

Abendessen   1 BE

1 Scheibe Brot   Essig, Süßstoff, frische Kräuter
1/2 Blumenkohl (250g)   1 TL Öl

Blumenkohl kochen und zerteilen, noch heiß mit einer Soße aus Öl, Essig, etwas Süßstoff und viel frischen Kräutern übergießen. Dazu gibt es 1 Scheibe Brot.

9. Tag Dienstag

Frühstück 1 BE *(ohne Saft)*

1 kleines Glas Fruchtsaft	*1 EL Quark*
1 Scheibe Brot	*1 TL Marmelade*

Zwischenmahlzeit 1,5 BE

100g Weintrauben

Mittagessen 2 BE

Gemüsereis exotisch

1 Staude Broccoli (ca. 300g)	*30g Naturreis (2 EL roh)*
1/4 Sellerieknolle	*Curry*
1 Apfel	*Ingwerpulver*
1 TL Öl	*Salz*

Broccoli in Röschen zerteilen und bißfest garen. Sellerieknolle und den Apfel grob raspeln und im Öl andünsten. Mit 3–4 EL Wasser aufgießen und ca. 5 Minuten köcheln lassen. Broccoli dazugeben. Reis kochen und zum Gemüse mischen. Mit Curry, etwas Salz und Ingwerpulver würzen.

Zwischenmahlzeit 0,5 BE

1 Becher Milch (200ml)

Abendessen 1 BE

1 Scheibe Brot	*1 TL Fett*
125g Romadur	*1 kleine Zwiebel*

Das Brot mit Fett bestreichen und mit den angegebenen Zutaten belegen.

10. Tag Mittwoch

Frühstück 3 BE *(mit 2 EL Getreideflocken)*

125g körniger Frischkäse *1 geraspelter Apfel*
3 EL Getreideflocken *evtl. 1 TL Honig oder Süßstoff*

Zwischenmahlzeit 0,8 BE

1 Scheibe Knäckebrot mit einer Tomate und frischen Kräutern

Mittagessen 2,5 BE

Kartoffelschmarrn

2 eigroße Kartoffeln (100g) *1 TL Fett, 1 Birne*
1 EL Grieß, 1 EL Quark, 1 Ei *½ Zimtstange*

Kartoffeln kochen, pressen oder mit der Gabel zerdrücken und dann erkalten lassen. Kartoffeln mit dem Grieß, dem Quark und dem Ei vermischen. Im Fett auf beiden Seiten goldgelb ausbacken.
Dazu gibt es Birnenkompott. Birne in Scheiben schneiden, mit der Zimtstange in wenig Wasser garen.

Zwischenmahlzeit 0 BE

½ Salatgurke

Abendessen 0,8 BE

1 Scheibe Knäckebrot, 1 Scheibe gekochten Schinken (20g)
50g Körnermais (aus der Dose oder frisch gekocht), 1 rote Paprikaschote

Für die Salatsoße:
1 EL Sauerrahm *Süßstoff*
etwas Essig, Salz *frische Kräuter*

Paprika in Würfel schneiden und mit dem Mais vermischen. Über das Gemüse eine Soße aus den angegebenen Zutaten geben. Dazu gibt es Knäckebrot mit Schinken.

11. Tag Donnerstag

Frühstück   1 BE

1 Scheibe Brot   *1 Scheibe gekochten Schinken (20g)*
1/2 TL Fett   *1 Ei*

Zwischenmahlzeit   1 BE

1 Joghurt mit 50g Preiselbeeren

Mittagessen   3 BE

Nudeln mit Fleischsoße

1 Zwiebel   *Salz*
2 Tomaten   *frische Kräuter*
1 TL Fett   *40g Vollkornnudeln (3 EL roh)*
100g mageres Rinderhack

Zwiebel kleinschneiden und zusammen mit den Tomaten im Fett andünsten. Rinderhack dazugeben und garen. Mit etwas Salz und frischen Kräutern würzen. Dazu gibt es Vollkornnudeln.

Zwischenmahlzeit   1 BE

1 Quitte   *1/2 Zimtstange*
Süßstoff

Gewürfelte Quitte in wenig Wasser mit 1/2 Zimtstange garen, evtl. mit etwas Süßstoff süßen.

Abendessen   2 BE

3 Scheiben Knäckebrot
1 Ecke Schmelzkäse (62,5g; 20% Fettgehalt), Gurkenscheiben

Brote mit Käse bestreichen, mit Gurkenscheiben belegen, mit frischen Kräutern bestreuen.

12. Tag Freitag

Frühstück 2,5 BE

3 Scheiben Knäckebrot   Zimt
2 EL Quark, 1 Apfel   Süßstoff

Quark mit dem fein geraspelten Apfel vermischen, mit Zimt und etwas Süßstoff würzen.

Zwischenmahlzeit 1 BE

1 Birne

Mittagessen 1,5 BE

Überbackener Rosenkohl

2 eigroße Kartoffeln (100g)   Salz
150g Rosenkohl   Pfeffer
1 Ei, 1 EL Sauerrahm   frische Kräuter

Kartoffeln in Scheiben schneiden und mit dem Rosenkohl kochen. Gemüse in eine gefettete Auflaufform schichten. Mit einer Soße aus Ei, Sauerrahm, etwas Salz, Pfeffer und frischen Kräutern übergießen. Im Backofen bei 200° C (Gas Stufe 4) ca. 20 Minuten überbacken.

Zwischenmahlzeit

1 Glas Saft

Abendessen 1 BE

1 Scheibe Brot, 1/2 TL Fett   Salz, Pfeffer, Zitronensaft
2 Scheiben Käse (40g)   frische Kräuter
2 Karotten (100 g)   1 EL Joghurt

Karotten raspeln und mit Joghurt, Salz, Pfeffer und den Kräutern abschmecken. Dazu ein Brot mit Fett bestreichen.

13. Tag Samstag

Frühstück   1,5 BE

1 Vollkornsemmel
1 TL Butter
1 TL Marmelade

Zwischenmahlzeit   1,5 BE

100g Weintrauben

Mittagessen   1 BE

Gefüllte Tomaten

1 Fleischtomate	*1 EL Reis (1 gestr. EL roh)*
1 Scheibe Käse (20g)	*1 EL Sauerrahm*
1 Scheibe gekochten	*frische Kräuter*
Schinken (20g)	

Das obere Drittel der Tomate aushöhlen, Käse und gekochten Schinken in kurze Streifen schneiden. Mit dem gekochten Reis und dem Sauerrahm sowie frischen Kräutern vermischen und in die Tomate füllen. Tomate mit etwas Wasser in eine feuerfeste Form geben und im Backofen bei 200° C (Gas Stufe 4) ca. 30 Minuten garen.

Zwischenmahlzeit   1 BE

1 Birne

Abendessen   2 BE

3 Scheiben Knäckebrot	*frische Kräuter*
60g Frischkäse	*Gurken- oder Tomatenscheiben*

Die drei Brote mit Frischkäse bestreichen und mit den Zutaten garnieren.

14. Tag Sonntag

Frühstück   2 BE

1 Joghurt mit   *½ TL Fett*
1 geraspelte Birne   *1 Scheibe Käse (20g)*
1 Scheibe Brot

Zwischenmahlzeit   1 BE

1 Apfel

Mittagessen   2 BE

Currygeschnetzeltes

150g Putenfleisch   *1 EL Sauerrahm*
1 Zwiebel   *Schnittlauch*
½ Apfel   *Curry*
1 TL Fett   *3 EL Reis (2 EL roh)*
Salz

Putenfleisch in kleine Würfel schneiden und zusammen mit der Zwiebel und dem Apfel (kleingeschnitten) im Fett anbraten. Etwas Wasser aufgießen und Fleisch garen. Mit Sauerrahm, etwas Salz, Curry und Schnittlauch würzen. Dazu gibt es gekochten Reis.

Zwischenmahlzeit   0,5 BE

¼ l Buttermilch

Abendessen   1 BE

1 Scheibe Brot   *1 Scheibe gekochten*
1 TL Fett   *Schinken (20g)*
1 Tomate

Zutaten 3. Woche

Milch, Milchprodukte und Eier	MO	DI	MI	DO	FR	SA	SO
Buttermilch						1/4 l	
Eier	1		1				1
Harzer Käse			125 g				
körniger Frischkäse				250 g			
Joghurt	1	1/2	1		1		
Quark				2 EL			2 EL
Sauerrahm		1 EL	2 EL			2 EL	1 EL
Schmelzkäse					1 Ecke		
Schnittkäse		80 g				60 g	

Fisch

Kabeljau					150 g		

Fleisch und Geflügel

Hasenrücken							200 g
Lachsschinken				30 g			
Schinken, gekocht	20 g	20 g	20 g				20 g

Getreide und Getreideerzeugnisse

Brezel						1	
Vollgetreideflocken	3 EL						
Vollkornbrot/Scheiben	2	1	1	2	2	1	1
Vollkornbutterkeks			3			3	
Vollkornknäckebrot		2	2		1	1	
Vollkornmehl				1 EL			
Vollkornnudeln			3 EL				

Gemüse	MO	DI	MI	DO	FR	SA	SO
Broccoli						300 g	
Champignons	100 g						100 g
Gewürzgurke			1				
Kartoffel			3		2		2
Karotte			2				
Salatgurke		1	1/3		1/3		
Sauerkraut	200 g						
Staudensellerie		1			100 g		
Tomaten			1	2			
Zucchini			1				
Zwiebeln			1				

Obst

	MO	DI	MI	DO	FR	SA	SO
Apfel		1 1/2		1	1	1	1
Banane	1						
Birne	1/2	1/2		1			
Fruchtsaft		0,2 l					
Weintrauben	100 g		100 g			100 g	100 g

Kräuter und Gewürze

	MO	DI	MI	DO	FR	SA	SO
Dill		×					
Estragon			×				
Petersilie		×	×	×	×	×	×
Schnittlauch	×	×	×	×	×	×	×

Rezepte – 3. Woche

15. Tag Montag

Frühstück   3,5 BE *(mit 1 EL Getreideflocken)*

Müsli aus:
100g Trauben (halbieren und entkernen)
1 Joghurt, 3 EL Getreideflocken
evtl. 1 TL Honig oder etwas Süßstoff

Zwischenmahlzeit   0,8 BE

200g Sauerkraut

Mittagessen   1 BE

Champignonrührei

1 Ei, 100g Champignons   Schnittlauch, Salz
1 TL Fett
1 Scheibe Brot mit 1 TL Butter oder Margarine

In einer Pfanne mit dem Fett das Ei als Rührei braten, mit den Champignons (feingeschnitten) vermischen, mit etwas Salz und viel Schnittlauch würzen. Dazu gibt es ein Brot mit Butter oder Margarine bestrichen.

Zwischenmahlzeit

1 kleine Banane

Abendessen   1,5 BE

1 Scheibe Brot   1/2 Birne, 1 Scheibe Käse (20g)
1 Scheibe gekochten Schinken (20g)

Brot mit Schinken und Birne belegen. Mit Käse im Backofen überbakken, bis der Käse geschmolzen ist.

16. Tag Dienstag

Frühstück 1,5 BE

1/2 Birne, 1 Scheibe Brot *1 Scheibe Käse (20g), 1 TL Fett*

Zwischenmahlzeit 0,8 BE

1 Scheibe Knäckebrot, 1/2 TL Fett
1 EL Schnittlauch, Dill oder Petersilie als Belag

Mittagessen 2 BE

Folienkartoffeln

3 eigroße Kartoffeln (150g) *frische Kräuter*
1/2 Salatgurke *Salz*

Füllungen für die Kartoffeln:
1 EL Sauerrahm und Kümmel
1 Scheibe gekochten Schinken (fein gewürfelt)
1 Scheibe Käse (20g) in Streifen geschnitten

Kartoffeln gründlich waschen, evtl. mit einer Bürste groben Schmutz entfernen. Kartoffeln in Alu-Folie wickeln und ca. 20–30 Minuten dämpfen. (Dampfdrucktopf auf höchster Stufe nur 10–15 Minuten!) Gegarte Kartoffeln in der Folie lassen und der Länge nach aufschneiden. Folie und Schale entlang des Schnittes aufziehen. Die Kartoffeln unterschiedlich »füllen«, mit Sauerrahm, Schinken und Käse. Salatgurke raspeln, mit etwas Salz und viel frischen Kräutern würzen.

Zwischenmahlzeit 1 BE

1 Apfel

Abendessen 0,8 BE

1 Scheibe Knäckebrot

Dazu einen Salat aus:
200g Staudensellerie, 1/2 Becher Joghurt, 2 Scheiben Käse (40g)
etwas Salz, 1/2 geraspelten Apfel, frischen Kräutern

17. Tag Mittwoch

Frühstück   1,5 BE

1 Joghurt   *1 TL Fett*
1 Scheibe Brot   *1 TL Marmelade*

Zwischenmahlzeit   1,5 BE

100g Weintrauben

Mittagessen   3 BE

Gemüsenudeln

40g Vollkornnudeln (3 EL roh)   *Estragon, 1 EL Sauerrahm*
1 kleine Zwiebel, 1 Tomate   *Salz, Pfeffer*
1 kleine Zucchini, 1 EL Öl

Nudeln kochen, Zwiebel hacken, Tomate in Würfel, Zucchini in Scheiben schneiden. Die Zwiebel und die Tomate in Öl kurz andünsten, dann die Zucchini zugeben. 2–3 EL Wasser zum Gemüse geben und ca. 5 Minuten schmoren lassen. Zuletzt das Gemüse mit dem Sauerrahm, Estragon und etwas Salz und Pfeffer würzen. Gemüseragout über die Nudeln geben.

Zwischenmahlzeit   1 BE

3 Vollkornbutterkekse

Abendessen   1,5 BE

2 Scheiben Knäckebrot

Als Aufstrich:
1 EL Sauerrahm mit 2 EL frischen Kräutern vermischt

Als Belag:
1 Scheibe gekochten Schinken (20g), frische Gurkenscheiben

18. Tag Donnerstag

Frühstück   2 BE

1 Scheibe Brot   1 TL Fett
3 Scheiben Lachsschinken (30g)   1 Apfel

Zwischenmahlzeit   0 BE

2 Tomaten mit frischen Kräutern

Mittagessen   1,5 BE

Quarkpfannkuchen

1 Ei   1 TL Fett
1 EL Vollkornmehl   2 EL Quark
2 EL Wasser   1 EL Marmelade

Pfannkuchenteig aus Ei, Mehl und Wasser rühren, im Fett auf beiden Seiten goldgelb backen. Pfannkuchen mit einer Quark-Marmelade-Mischung füllen.

Zwischenmahlzeit   1 BE

1 Birne

Abendessen   1 BE

1 Scheibe Brot   125g Harzer Käse
1 TL Fett   Schnittlauch

Brot mit Fett bestreichen, mit Käse belegen, mit Schnittlauch garnieren.

19. Tag Freitag

Frühstück   2 BE

2 Scheiben Brot, 1 Ecke Schmelzkäse (62,5g; 20% Fettgehalt)
frische Kräuter

Zwischenmahlzeit   0 BE

1/3 Salatgurke in Scheiben geschnitten mit frischen Kräutern

Mittagessen   1,5 BE

Fischragout

100g Staudensellerie	*Salz, Petersilie*
1 Karotte	*2 eigroße Kartoffeln (100g)*
150g Kabeljaufilet	*Gemüse- oder Fleischbrühe*

Staudensellerie und Karotte in dünne Scheiben schneiden. Gemüse mit Wasser bedecken und ca. 10 Minuten köcheln lassen. Kabeljaufilet in kleine Stücke schneiden, zum Gemüse geben und ca. 10–15 Minuten dünsten. Fischragout mit etwas gekörnter Gemüse- oder Fleischbrühe und viel frischer Petersilie würzen.
Als Beilage gibt es gekochte Kartoffeln.

Zwischenmahlzeit   1 BE

1 Apfel

Abendessen   0,8 BE

1 Scheibe Knäckebrot	*1 Gewürzgurke*
250g körniger Frischkäse	*frische Kräuter*
1 Karotte	*Salz*

Karotte raspeln, Gewürzgurke fein hacken und mit dem Frischkäse vermischen. Mit frischen Kräutern und etwas Salz abschmecken. Dazu gibt es das Knäckebrot.

20. Tag Samstag

Frühstück 2,5 BE

1 Brezel, 1 TL Fett, 1 Joghurt mit 1 geraspelten Apfel vermischt

Zwischenmahlzeit 0,5 BE

¼ l Buttermilch

Mittagessen 1 BE

Broccoli-Cremesuppe

300g Broccoli	*1 Scheibe Brot, 1 EL Sauerrahm*
Gemüse- oder Fleischbrühe	*1 TL Fett*

Broccoli putzen, die Röschen in Salzwasser garen. Kochwasser abgießen, nicht wegschütten. Gemüse mit einem Mixstab pürieren und mit dem Kochwasser aufgießen, bis die Suppe die gewünschte Dicke hat. Mit etwas Gemüse- oder Fleischbrühe würzen, mit Sauerrahm verfeinern. Brot in Würfel schneiden, in dem Fett rösten und zur Suppe geben.

Zwischenmahlzeit 1 BE

3 Vollkornbutterkekse

Abendessen 2,5 BE

1 Knäckebrot

Dazu einen Salat aus:

100g Weintrauben	*frischen Kräutern, 1 EL Sauerrahm*
3 Scheiben Käse (60g)	*Curry*

Weintrauben zerteilen, entkernen und mit dem gewürfelten Käse vermischen. Mit dem Sauerrahm, etwas Curry und frischen Kräutern abschmecken.

21. Tag Sonntag

Frühstück 1,5 BE

    2 Scheiben Knäckebrot   *1 Scheibe gekochten*
    1 TL Fett, 1 Ei   *Schinken (20g)*

Zwischenmahlzeit 1 BE

    1 Apfel

Mittagessen 2 BE

Pikanter Hasenbraten

    200g Hasenrücken   *100g Pfifferlinge oder*
    1 TL Fett, 3 Wacholderbeeren *100 g Champignons*
    1 Lorbeerblatt   *1 EL Sauerrahm, Salz, Pfeffer*
    100g Weintrauben   *2 eigroße Kartoffeln (100g)*

Hasenrücken entbeinen und in Scheiben schneiden, im Fett von beiden
Seiten anbraten. Etwas Wasser aufgießen, Wacholderbeeren und Lor-
beerblatt dazugeben und 5–10 Minuten köcheln lassen. Kurz vor Ende
der Garzeit Weintrauben (halbiert, entkernt) und Pilze (in dünne Scheiben geschnitten) mit dem Sauerrahm, etwas Salz und Pfeffer würzen.
Als Beilage gibt es gekochte Kartoffeln.

Zwischenmahlzeit 0,5 BE

    1/4 l Buttermilch

Abendessen 0,8 BE

    1 Scheibe Brot   *4 EL frische Kräuter*
    2 EL Quark   *etwas Paprikapulver*

Quark mit frischen Kräutern verrühren, mit etwas Paprikapulver abschmecken. Den Aufstrich auf die beiden Brote verteilen.

Zutaten 4. Woche

Milch, Milchprodukte und Eier	MO	DI	MI	DO	FR	SA	SO
Buttermilch							1/4 l
Camembert			62,5 g				30 g
Eier		1		1			
Joghurt	2 EL			1		1	1
Milch			2 EL	0,2 l	0,25 l		
Quark		4 EL					
Reibekäse			1 EL				
Sauerrahm		1 EL	1 EL	1 EL			
Schnittkäse	20 g		20 g		40 g		

Fisch

	MO	DI	MI	DO	FR	SA	SO
Forellenfilet, geräuchert						1	

Fleisch und Geflügel

	MO	DI	MI	DO	FR	SA	SO
Lachsschinken	30 g		30 g				30 g
Rinderfilet							150 g
Rindfleisch, mager						100 g	
Ripperl	1						
Schinken, gekocht			40 g		20 g		

Getreide und Getreideerzeugnisse

	MO	DI	MI	DO	FR	SA	SO
Getreideflocken/Vollgetreide				3 EL			3 EL
Grieß		1 EL					
Vollkornbrot/Scheiben	1	1	2	1	1	2	1
Vollkornbutterkeks		3			3		

	MO	DI	MI	DO	FR	SA	SO
Vollkornknäckebrot	1	2			2		1
Vollkornnudeln					3 EL		

Gemüse

	MO	DI	MI	DO	FR	SA	SO
Campignons				50 g			
Fenchel			200 g				
Gewürzgurke					1	1	1
Kartoffel			2	3	2		2
Karotte	1	1			2		1
Kopfsalat						1	
Lauch (Stange)	1				1		
Paprika							1
Rote Rübe	1						
Salatgurke	1/3	1/3					
Sauerkraut			200 g				
Tomate		1		2	2	2	
Weißkohl	1/4						
Zucchini					1		
Zwiebel					1	1	

Obst

	MO	DI	MI	DO	FR	SA	SO
Apfel	2	1	1	1	1	1	
Banane		1					
Birne		1		1			
Fruchtsaft	0,2 l					0,1 l	
Grapefruit						1/2	1/2

Obst

	MO	DI	MI	DO	FR	SA	SO
Weintrauben	100 g			100 g			100 g
Zitrone	1						1

Kräuter und Gewürze

	MO	DI	MI	DO	FR	SA	SO
Koriander	×						
Petersilie		×	×	×	×	×	×
Schnittlauch	×		×	×	×	×	×
Zimt	×	×					

Rezepte – 4. Woche

22. Tag Montag

Frühstück   2 BE

1 Scheibe Brot
3 Scheiben Lachsschinken (30g)

1/2 TL Fett
1 kleiner Apfel

Zwischenmahlzeit   0 BE

1/3 Salatgurke mit Kräutern

Mittagessen   0,5 BE

Rote-Rüben-Eintopf

1 Ripperl, 1 Rote Rübe
1 Karotte
1/4 Weißkohl
1 kleine Stange Lauch

Koriander
Gemüse- oder Fleischbrühe
Schnittlauch
2 EL Joghurt

Ripperl in 1/4 l Wasser ca. 1/2 Stunde kochen lassen. In der Zwischenzeit die Rote Rübe, Karotte, Weißkohl und Lauch putzen, waschen, zerkleinern und zu dem Ripperl geben. Ca. 20 Minuten mitkochen lassen. Fleisch vom Knochen lösen und zur Suppe geben. Mit Salz, Pfeffer, Koriander und etwas gekörnter Brühe abschmecken. Eintopf mit Schnittlauch bestreuen, mit Joghurt garnieren.

Zwischenmahlzeit

1 Glas Fruchtsaft

Abendessen   1 BE

1 Scheibe Knäckebrot
1 Scheibe Käse (20 g)
Obstsalat aus:
1 geraspelten Apfel, 100g entkernten Trauben
Zitronensaft, Zimt und etwas Süßstoff zum Abschmecken.

23. Tag Dienstag

Frühstück　2 BE

> *1 Scheibe Brot*　　　　　　*1 TL Marmelade*
> *1 TL Fett*　　　　　　　　*1 Apfel*

Zwischenmahlzeit

> *1 kleine Banane*

Mittagessen　1 BE

Quarkauflauf

> *4 EL Quark*　　　　　　*Zimt*
> *1 Ei, 1 Birne*　　　　　*1/2 TL Fett*
> *1 EL Grieß*　　　　　　*etwas Süßstoff*

Quark mit Ei, der geraspelten Birne und dem Grieß vermischen, mit etwas Süßstoff und Zimt abschmecken. Eine feuerfeste Form mit dem Fett ausstreichen und Quarkmasse hineingeben. Im Backofen bei 200°C (Gas Stufe 4) ca. 30 Minuten backen.

Zwischenmahlzeit　1 BE

> *3 Vollkornbutterkekse*

Abendessen　1,5 BE

> *2 Scheiben Knäckebrot*
> *1 TL Fett*

Als Brotaufstrich folgende Zutaten vermischen:

> *1 fein geraspelte Karotte*　　*etwas Petersilie*
> *1 EL Sauerrahm*　　　　　*etwas Senf*

Dazu gibt es 1 Tomate.

24. Tag Mittwoch

Frühstück 1 BE

1 Scheibe Brot   ½ TL Fett
1 Camembert (30% Fettgehalt; 62,5 g)

Zwischenmahlzeit 0,8 BE

200g Sauerkraut

Mittagessen 1,5 BE

Überbackener Fenchel

200g Fenchel (1 Knolle)   2 eigroße Kartoffeln (100g)
2 Scheiben gekochten   frische Kräuter
Schinken (40 g)   1 Scheibe Käse (20g)
2 EL Milch   1 EL Sauerrahm

Fenchel vierteln und in Salzwasser kochen. Zum Überbacken eine Soße herstellen: Schinken und Käse in feine Würfel schneiden, mit Sauerrahm und etwas Milch vermischen.
Fenchel in eine feuerfeste Form geben und mit der Soße begießen. Bei 200°C (Gas Stufe 4) im Backofen ca. 20 Minuten überbacken.
Als Beilage gibt es gekochte Kartoffeln, mit frischen Kräutern bestreut.

Zwischenmahlzeit 1 BE

1 Apfel

Abendessen 1 BE

1 Scheibe Brot   ½ TL Fett
3 Scheiben Lachsschinken (30g)   Gurkenscheiben

Brot mit Fett bestreichen und mit den oben genannten Zutaten belegen.

25. Tag Donnerstag

Frühstück   3 BE *(mit 1 EL Getreideflocken)*

Müsli aus:

1 Joghurt, 1 geriebenen Apfel	*Zimt*
3 EL Getreideflocken	*1 TL Honig oder etwas Süßstoff*

Zwischenmahlzeit   1,5 BE

100g Weintrauben

Mittagessen   2 BE

Kartoffel-Tomaten-Auflauf

3 eigroße Kartoffeln (150g)	*1 TL Öl*
2 Tomaten, 1 Zwiebel	*1 EL Reibekäse*

Kartoffeln kochen und in Scheiben schneiden. Auflaufform mit Fett einfetten und die Kartoffeln hineingeben. Tomate würfeln, Zwiebel kleinschneiden und in Öl glasig dünsten. Gemüse über die Kartoffeln geben, mit Reibekäse bestreuen. Im Ofen 20 Minuten bei 200° C (Gas Stufe 4) überbacken.

Zwischenmahlzeit   0,5 BE

1 Tasse Milch (200ml)

Abendessen   2 BE

1 Scheibe Brot	*50g Champignons*
1 TL Fett	*1 EL Sauerrahm*
1 Zucchini	*frische Kräuter, Salz*

Zucchini und Champignons kleinschneiden, mit frischen Kräutern, etwas Salz und Sauerrahm vermischen. Dazu gibt es ein Brot mit Butter oder Margarine.

26. Tag Freitag

Frühstück 2 BE

1/4 l Milch   *2 Scheiben Käse (40g)*
2 Scheiben Knäckebrot

Zwischenmahlzeit 1 BE

1 Apfel

Mittagessen 1,5 BE

Gemüsesuppe

1 Stange Lauch   *1 TL Öl*
2 Tomaten   *Fleisch- oder Gemüsebrühe*
2 Karotten, 2 Kartoffeln   *frische Kräuter*

Lauch, Tomaten, Karotten und Kartoffeln in kleine Stücke schneiden und in Öl andünsten. Mit Wasser aufgießen, so daß das Gemüse bedeckt ist. Ca. 20 Minuten köcheln lassen. Mit Fleisch- oder Gemüsebrühe abschmecken. Nach Belieben kann die Suppe auch püriert werden. Vor dem Servieren mit frischen Kräutern bestreuen.

Zwischenmahlzeit 1 BE

3 Vollkornbutterkekse

Abendessen 2 BE

1 Scheibe Brot   *Schinken (20g)*
1 Scheibe gekochten   *1 Gewürzgurke, 1 Birne*

Brot mit Schinken belegen, mit der Gewürzgurke garnieren. Dazu gibt es die Birne.

27. Tag Samstag

Frühstück   2 BE *(ohne Saft)*

1 Scheibe Brot   *1 Joghurt mit 100ml*
½ TL Fett, 1 Ei   *Fruchtsaft gemixt*

Zwischenmahlzeit   1 BE

½ Grapefruit

Mittagessen   3 BE

Nudeln mit Fleischsoße

1 Zwiebel   *40g Vollkornnudeln (3 EL roh)*
2 Tomaten, 1 TL Öl   *frische Kräuter*
100g mageres Rindfleisch   *etwas Salz und Pfeffer*

Zwiebeln und Tomaten würfeln und in Öl andünsten. Mageres Rindfleisch (gehackt) dazugeben und ca. 10 Minuten garen. Mit Salz, Pfeffer
und den Kräutern würzen.
Als Beilage gibt es Nudeln.

Zwischenmahlzeit   1 BE

1 Apfel

Abendessen   1 BE

1 Scheibe Brot   *1 geräuchertes Forellenfilet*
½ TL Fett, 2 Salatblätter   *1 kleine Gewürzgurke*

Brot mit Fett bestreichen, Salatblätter und Filet daraufgeben und mit der
Gurke garnieren.

28. Tag Sonntag

Frühstück   3 BE *(mit 1 EL Getreideflocken)*

Müsli aus:

1 Joghurt, 3 EL Getreideflocken   100g Weintrauben (zerteilt,
1 TL Honig oder etwas Süßstoff   entkernt)

Zwischenmahlzeit   0,5 BE

¼ l Buttermilch

Mittagessen   1,5 BE

Rinderfilet

150g Rinderfilet   1 Karotte
2 TL Öl, Salz, Pfeffer   1 kleine Paprikaschote
2 eigroße Kartoffeln (100g)   Zitronensaft, frische Kräuter
1 Portion Kopfsalat

Rinderfilet in Öl von beiden Seiten braten. Mit etwas Salz und Pfeffer würzen. Dazu Kartoffeln kochen. Einen Salat aus Kopfsalat, Karotte und Paprikaschote anrichten. Mit Zitronensaft, etwas Salz und viel frischen Kräutern würzen.

Zwischenmahlzeit   1 BE

½ Grapefruit

Abendessen   2 BE

1 Scheibe Brot, ½ TL Fett   1 Knäckebrot, ½ TL Fett
3 Scheiben Lachsschinken (30g)   30g Camembert
1 kleine Gewürzgurke   einige Weintrauben zum
*   Garnieren*

Brot mit Fett bestreichen, mit Schinken belegen, mit Gurke garnieren. Knäckebrot ebenso mit Fett bestreichen, mit Käse belegen und mit Weintrauben garnieren.

Frühjahrskur
Fit in den Frühling

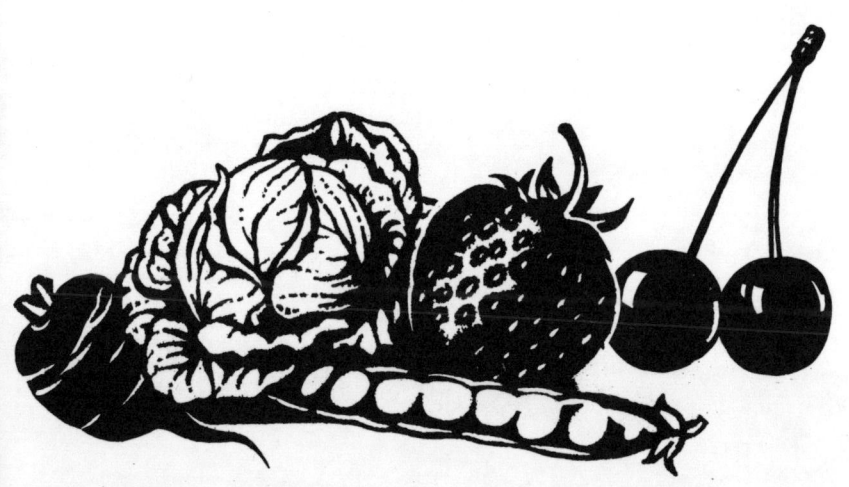

Ihre persönliche Gewichtstabelle

Tag kg	1.	2.	3.	4.	5.	6.	7.	8.	9.	10.	11.	12.	13.	14.

Tag kg	15.	16.	17.	18.	19.	20.	21.	22.	23.	24.	25.	26.	27.	28.

Zutaten 1. Woche

Milch, Milchprodukte und Eier	MO	DI	MI	DO	FR	SA	SO
Buttermilch		1/4 l			1/4 l		
Eier	1		1			1	
Gekörnter Frischkäse			125 g				
Joghurt	1		1				
Milch			0,2 l				
Quark	4 EL		2 EL	1 EL	2 EL		
Sauerrahm			1 EL		1 EL		
Schnittkäse			20 g	40 g		20 g	40 g
Tilsiter		20 g					

Fisch

Forelle					1		

Fleisch und Geflügel

Hähnchenkeule						150 g	
Lachsschinken			30 g			30 g	
Putenfleisch		125 g					
Putenschinken				40 g			
Rinderfilet							100 g
Schinken, gekocht	20 g	40 g			20 g		

Getreide und Getreideerzeugnisse

Naturreis, roh					2 EL		
Vollkornbrot/Scheiben	2	1	1	3	1	1	1
Vollkornknäckebrot		3	1	1	2		2

	MO	DI	MI	DO	FR	SA	SO
Vollkornnudeln		40 g					
Vollkornsemmel						1	
Vollkornzwieback						1	

Gemüse

	MO	DI	MI	DO	FR	SA	SO
Blaukraut							1/4
Feldsalat		100 g					
Gewürzgurke							1
Kartoffel	3		3		2		2
Karotte	2	1		1	1		
Kopfsalat							1
Lauch (Stange)			1		1		
Mais						50 g	
Paprika				1		1/2	
Radieschen			1 Bd.				
Rosenkohl					200 g		
Salatgurke						1/3	
Zwiebel		1		1	1		

Obst

	MO	DI	MI	DO	FR	SA	SO
Apfel	1					1	1
Fruchtsaft	0,2 l						
Grapefruit			1/2	1/2			
Kiwi			1				1
Orange	1	1	1				1
Orangensaft					0,2 l		
Zitrone		1					1

Kräuter und Gewürze	MO	DI	MI	DO	FR	SA	SO
Kümmel		×					
Petersilie	×			×	×	×	
Schnittlauch		×	×		×		

Rezepte – 1. Woche

1. Tag Montag

Frühstück 2,5 BE

1 Scheibe Brot
1 TL Fett
1 TL Marmelade
Joghurtmix aus einem Becher Joghurt und dem Saft einer Orange

Zwischenmahlzeit 1 BE

1 Apfel

Mittagessen 2 BE

Pellkartoffeln mit Quark

3 eigroße Kartoffeln (150g)   *2 Karotten (ca. 100g)*
4 EL Quark   *1 Bund Petersilie*
etwas Mineralwasser   *Salz, Pfeffer*

Kartoffeln als Pellkartoffeln zubereiten. 4 EL Quark mit etwas Mineralwasser verrühren. Karotten fein raspeln und unter den Quark mischen. Mit der Petersilie, etwas Salz und Pfeffer würzen.

Zwischenmahlzeit

1 Glas Fruchtsaft

Abendessen 1 BE

1 Scheibe Brot   *1 Ei*
1 TL Fett   *½ TL Fett*
1 Scheibe gekochten   *Schnittlauch*
Schinken (20g)

Spiegelei im Fett braten. Brot mit Butter oder Margarine bestreichen, mit Schinken und Ei belegen, mit etwas Schnittlauch bestreuen.

2. Tag Dienstag

Frühstück   2,5 BE

3 Scheiben Knäckebrot
2 TL Fett

2 Scheiben gekochten
Schinken (40g)
etwas Schnittlauch

Zwischenmahlzeit   0,5 BE

1/4 l Buttermilch

Mittagessen   2 BE

Zwiebelfleisch

125g Putenfleisch
1 Zwiebel
1 TL Öl, Salz

Pfeffer
frische Kräuter
40g Vollkornnudeln (3 EL roh)

Putenfleisch in Würfel schneiden. Zwiebel (kleingeschnitten) in Öl anbraten und Fleisch zugeben. Mit Salz, Pfeffer und viel frischen Kräutern würzen. Als Beilage gibt es Vollkornnudeln.

Zwischenmahlzeit   1 BE

1 Orange

Abendessen   1 BE

1 Scheibe Brot
1 Scheibe Tilsiter (20g)
etwas Kümmel
1 Handvoll Feldsalat

Zitronensaft
Salz
Pfeffer
frische Kräuter

Brot mit Käse belegen, mit Kümmel bestreuen. Feldsalat mit Zitronensaft, Salz, Pfeffer und frischen Kräutern würzen.

3. Tag Mittwoch

Frühstück 1,5 BE

1/2 Becher gekörnter Frischkäse (125g)
mit 1 kleingeschnittenen Orange vermischen, mit etwas Zimt und
evtl. Süßstoff würzen.
1 Knäckebrot
3 Scheiben Lachsschinken (30g)

Zwischenmahlzeit 1 BE

1/2 Grapefruit

Mittagessen 2 BE

Gemüseauflauf

3 eigroße Kartoffeln (150g)	*1 kleine Stange Lauch*
3 EL Milch, Muskat, Salz	*1 Karotte*
1 EL Sauerrahm	*1 Scheibe Käse (20g)*

Kartoffeln kochen, schälen und mit der Gabel zerdrücken. Heiße Milch dazugeben und mit den Kartoffeln vermischen. Mit Muskat und etwas Salz würzen. Lauch und Karotte kleinschneiden, und im Öl andünsten. Gemüse mit Sauerrahm mischen. Kartoffeln in eine Auflaufform geben, das Gemüse auf den Kartoffeln verteilen und mit dem Käse im Backofen bei 200° C (Gas Stufe 4) 15 Minuten überbacken.

Zwischenmahlzeit 0,5 BE

1 Tasse Milch (200ml)

Abendessen 1 BE

1 Scheibe Brot, 2 EL Quark	*1 Bund Radieschen*
etwas Schnittlauch	*Salz, Pfeffer*

Quark mit Schnittlauch vermischen, mit Salz und Pfeffer würzen. Brot mit Quark bestreichen. Einen Teil der Radieschen in Scheiben schneiden und das Brot damit belegen.

4. Tag Donnerstag

Frühstück   2,5 BE

1 Scheibe Brot   *1 Joghurt mit*
1 TL Fett   *1/2 Grapefruit vermischt,*
2 Scheiben Käse (40g)   *evtl. mit etwas Süßstoff süßen*

Zwischenmahlzeit   0,5 BE

1 Kiwi

Mittagessen   1 BE

Paprikapfanne

1 Paprikaschote (rot, grün   *Salz*
oder gelb)   *1 Zwiebel*
frische Kräuter   *1 TL Fett*
1 Scheibe Brot   *1 Ei*

Paprikaschote in Würfel schneiden und zusammen mit der Zwiebel, die ebenfalls kleingeschnitten wurde im Fett 10 Minuten dünsten. Ei darüberschlagen und stocken lassen.
Paprikapfanne mit etwas Salz und viel frischen Kräutern würzen. Dazu gibt es eine Scheibe Brot.

Zwischenmahlzeit   1 BE

1/2 Grapefruit

Abendessen   1,8 BE

1 Scheibe Brot   *1 Knäckebrot*
1/2 TL Fett   *1 EL Quark*
2 Scheiben Putenschinken (40g)   *Schnittlauch*

Brot mit Fett bestreichen, mit Putenschinken belegen; Knäckebrot mit Quark bestreichen, mit Schnittlauch bestreuen.

5. Tag Freitag

Frühstück　1 BE *(ohne Saft)*

1 Scheibe Brot   2 TL Marmelade
2 EL Quark   1 Glas Orangensaft

Zwischenmahlzeit　0,8 BE

1 Knäckebrot   1 EL Schnittlauch
4 Scheiben einer Salatgurke   Petersilie oder getrocknete Kräuter

Das Knäckebrot mit den Gurkenscheiben belegen und mit den Kräutern bestreuen.

Mittagessen　2 BE

Gedünstete Forelle

1 kleine Forelle   Salz, Pfeffer
1 kleine Stange Lauch   2 eigroße Kartoffeln (100g)
1 Zwiebel, 1 Karotte   Petersilie

Forelle in einem Sud aus etwas Wasser, Lauch, Zwiebel, Karotte (Zutaten alle zerkleinern) garen. Mit etwas Salz, Pfeffer und Petersilie würzen. Als Beilage gibt es gekochte Kartoffeln.

Zwischenmahlzeit　0,5 BE

1/4 l Buttermilch

Abendessen　1 BE

200g Rosenkohl   etwas Essig, 1 EL Sauerrahm
1 Scheibe gekochten   2 EL frische Kräuter
Schinken (20g)   1 Scheibe Knäckebrot

Rosenkohl garen, Röschen halbieren. Den Schinken in Würfel schneiden und unter das Gemüse mischen. Eine Salatsoße aus Sauerrahm, etwas Essig und frischen Kräutern herstellen. Dazu gibt es ein Knäckebrot.

6. Tag Samstag

Frühstück   2 BE

1 Vollkornsemmel oder Roggensemmel
1 TL Fett
2 TL Marmelade

Zwischenmahlzeit   1 BE

1 Apfel

Mittagessen   2 BE

Hähnchen in Gemüse

1 Hähnchenkeule (150g)	*Salz*
50g Mais	*Paprikapulver*
1 Karotte	*frische Kräuter*
1 TL Öl	*3 EL Naturreis (2 EL roh)*

Hähnchenkeule garen und das Fleisch vom Knochen lösen. Mais (Dose) und Karotte (geraspelt) im Öl anbraten. Das kleingeschnittene Fleisch dazugeben, mit Salz, Paprika und frischen Kräutern würzen. Als Beilage gibt es Naturreis.

Zwischenmahlzeit   0,5 BE

1 Vollkornzwieback mit 1/2 TL Butter oder Margarine

Abendessen   1 BE

1 Scheibe Brot	*1/2 Paprikaschote*
3 Scheiben Lachsschinken (30g)	*1 Scheibe Käse (20g)*

Das Brot mit Schinken belegen, die Paprikaschote in Würfel schneiden und auf das Brot geben, mit Käse bedecken und im Backofen überbakken, bis der Käse geschmolzen ist.

7. Tag Sonntag

Frühstück   1,5 BE

2 Scheiben Knäckebrot	*2 TL Honig oder Marmelade*
1 TL Fett	*1 Ei*

Zwischenmahlzeit   0,5 BE

1 Kiwi

Mittagessen   2 BE

Rinderfilet in Apfelblaukraut

100g Rinderfilet	*einige Gewürznelken*
1 TL Öl	*2 eigroße Kartoffeln (100g)*
¼ Kopf Blaukraut	*Essig, 1 Apfel*

Rinderfilet in Öl braten, würzen und warm stellen.
¼ Kopf Blaukraut in Streifen schneiden, in etwas Wasser mit Essig, den Gewürznelken und dem Apfel (in Scheiben geschnitten) garen. Als Beilage gibt es Kartoffeln.

Zwischenmahlzeit   1 BE

1 Orange

Abendessen   1 BE

1 Scheibe Brot	*1 Gewürzgurke*
2 Scheiben Käse (40g)	*1 Portion Kopfsalat*
½ TL Fett	*Zitrone, frische Kräuter*

Brot mit Fett bestreichen, mit Käse belegen und mit der Gewürzgurke garnieren. Kopfsalat mit Zitrone und frischen Kräutern würzen.

Zutaten 2. Woche

Milch, Milchprodukte und Eier	MO	DI	MI	DO	FR	SA	SO
Camembert						62,5 g	
Eier		1		1			
Harzer Käse		125 g					
Joghurt			1	1	1		1
Milch							0,2 l
Quark		2 EL		2 EL		2 EL	2 EL
Sauerrahm		1 EL	1 EL				
Schmelzkäse	1 Ecke						
Schnittkäse	20 g			20 g			

Fleisch und Geflügel

	MO	DI	MI	DO	FR	SA	SO
Corned beef			40 g				
Lachsschinken	40 g				75 g		
Putenschinken	20 g						
Rindfleisch, mager			100 g				
Schinken, gekocht	40 g			40 g		40 g	
Schweinefilet							125 g

Getreide und Getreideerzeugnisse

	MO	DI	MI	DO	FR	SA	SO
Getreideflocken aus Vollgetreide			3 EL				
Naturreis, roh							2 EL
Vollkornbrot/Scheiben	2	2	1	2	1	1	1
Vollkornknäckebrot	1				3	3	3
Vollkornzwieback						1	

Gemüse	MO	DI	MI	DO	FR	SA	SO
Champignons			100 g				3
Erbsen				200 gTK			
Kartoffel	2	3	2	2	4	2	
Karotte			200 g	1			
Kohlrabi						2	
Lauch (Stange)	2						
Mais	50 g						
Radieschen		½Bd.			½Bd.		
Salatgurke		1/3			1/3	1/3	1/3
Spinat		150 gTK					
Tomaten							2
Zwiebel				1		1	1

Obst

	MO	DI	MI	DO	FR	SA	SO
Apfel				1	1	1	
Banane	1		1		1/2		
Fruchtsaft			0,2 l				
Grapefruit			1/2	1/2			
Kiwi				1			1
Orange		1					1

Kräuter und Gewürze

	MO	DI	MI	DO	FR	SA	SO
Schnittlauch		×	×	×	×	×	

Rezepte – 2. Woche

8. Tag Montag

Frühstück   1 BE

1 Scheibe Brot,   2 Scheiben Lachsschinken (20g)
1 kleine Ecke Schmelzkäse

Zwischenmahlzeit   0,8 BE

1 Scheibe Knäckebrot,   1/2 TL Marmelade
1/2 TL Fett

Mittagessen   2 BE

Lauchsuppe

2 kleine Stangen Lauch   Gemüse- oder Fleischbrühe
2 eigroße Kartoffeln (100g)   2 Scheiben gekochten
1 Bund Petersilie   Schinken (40g)

Lauch in Ringe schneiden. Kartoffeln in Scheiben schneiden und in 1/2 l Wasser 15 Minuten garen. Den Lauch dazugeben und noch 5 Minuten weiter garen. Petersilie (gehackt) zur Suppe geben, mit etwas Salz oder gekörnter Fleisch- oder Gemüsebrühe würzen.
Schinken in kurze Streifen schneiden und zur Suppe geben.

Zwischenmahlzeit

1 kleine Banane

Abendessen   2 BE

1 Scheibe Brot   50g Mais (Dose)
1/2 TL Fett   1 Scheibe Käse (20g)
2 Scheiben Lachsschinken (20g)

Das Brot mit dem Schinken belegen, den Mais daraufgeben, mit Käse bedecken und im Backofen überbacken.

9. Tag Dienstag

Frühstück   1 BE

1 Scheibe Brot
1 TL Fett
2 EL Quark mit 2 EL Schnittlauch vermischt

Zwischenmahlzeit   0 BE

10 Scheiben einer Salatgurke mit frischen Kräutern

Mittagessen   2 BE

Spinat mit Ei

150g Spinat   *1 TL Fett*
Muskat, Salz   *1 Ei*
1 EL Sauerrahm   *3 eigroße Kartoffeln (150g)*

Spinat erwärmen und mit dem Sauerrahm, etwas Muskat und Salz würzen. In dem Fett ein Spiegelei braten. Als Beilage gibt es Kartoffeln.

Zwischenmahlzeit   1 BE

1 Orange

Abendessen   1 BE

1 Brot, 1 TL Fett   *Schnittlauch*
125g Harzer Käse   *½ Bund Radieschen*

Brot mit Fett bestreichen und mit dem Käse belegen. Schnittlauch darüber streuen. Dazu Radieschen.

10. Tag Mittwoch

Frühstück   2,5 BE *(mit 1 Apfel und 2 EL Getreideflocken)*

Müsli aus:

1 Joghurt	*3 EL Getreideflocken*
1 Banane	*1 Apfel*

Zwischenmahlzeit

1 Glas Fruchtsaft

Mittagessen   1,5 BE

Rindfleisch mit Karottengemüse

100g mageres Rindfleisch	*1 Bund Petersilie, Salz*
200g Karotten	*2 eigroße Kartoffeln (100g)*

Rindfleisch in Salzwasser garen. Karotten in Scheiben schneiden, in einen Topf geben und mit Wasser bedeckt ca. 15 Minuten dünsten. Karotten mit Salz und viel Petersilie würzen.
Als Beilage gibt es Kartoffeln.

Zwischenmahlzeit   1 BE

½ Grapefruit

Abendessen   1 BE

1 Scheibe Brot	*Schnittlauch*
½ TL Fett	*1 EL Sauerrahm*
2 Scheiben Corned Beef (40g)	*etwas Essig*
100g frische Champignons	*evtl. Süßstoff*

Brot mit Fett bestreichen, mit Corned Beef belegen. Pilze in feine Scheiben schneiden und mit den angegebenen Zutaten würzen.

11. Tag Donnerstag

Frühstück   2,5 BE

> *1 Scheibe Brot, 2 EL Quark*   *1 Joghurt mit 1 geriebenen Apfel*
> *1 TL Marmelade*   *vermischt*

Zwischenmahlzeit   1 BE

> *½ Grapefruit*

Mittagessen   2,5 BE

Erbseneintopf

> *200g Erbsen*   *Gemüse- oder Fleischbrühe*
> *2 eigroße Kartoffeln (100g)*   *2 Scheiben gekochten*
> *1 Karotte*   *Schinken (40g)*

Erbsen (tiefgekühlt) mit den Kartoffeln, die in Würfel geschnitten wurden und der Karotte 20 Minuten garen. Mit etwas gekörnter Fleisch- oder Gemüsebrühe abschmecken. Schinken in Streifen geschnitten zum Eintopf geben.

Zwischenmahlzeit   0,5 BE

> *1 Kiwi*

Abendessen   1 BE

> *1 Scheibe Brot*   *1 Scheibe Käse (20g)*
> *1 TL Fett*   *Zwiebelringe, Paprika*

Brot mit Fett bestreichen, mit Käse belegen, mit Zwiebelringen und Paprika garnieren.

12. Tag Freitag

Frühstück   2 BE

> 3 Scheiben Knäckebrot   75g Lachsschinken
> 1 TL Fett

Zwischenmahlzeit   0,5 BE

> 1 Joghurt

Mittagessen   3,5 BE

Kartoffelsalat

> 4 eigroße Kartoffeln (200g)   2 EL Essig
> 1 Bund Schnittlauch   ½ Bund Radieschen
> 1 EL Öl   1 Ei

Kartoffeln kochen und in Scheiben schneiden. Salatsoße aus Schnittlauch, Öl, Essig und evtl. etwas Süßstoff zubereiten und über die Kartoffeln gießen. Radieschen in Scheiben schneiden und den Kartoffelsalat damit garnieren. Ei kochen, halbieren und auf dem Salat anrichten.

Zwischenmahlzeit   1 BE

> 1 Apfel

Abendessen   1 BE

> 1 Scheibe Brot   Curry
> 2 EL Quark   10 Gurkenscheiben
> ½ Banane   frische Kräuter

Quark mit der zerdrückten Banane vermischen, mit Curry und etwas Salz würzen, auf das Brot streichen. Dazu gibt es Gurkenscheiben mit frischen Kräutern.

13. Tag Samstag

Frühstück   1,5 BE

   1 Scheibe Brot
   1/2 TL Fett
   1 Scheibe gekochten Schinken (20g)

Zwischenmahlzeit   0,8 BE

   1 Scheibe Knäckebrot
   1/2 TL Fett
   1 EL frische Kräuter

Mittagessen   1,5 BE

Kohlrabigemüse

2 Kohlrabi   *1 Bund Petersilie*
1/2 TL Fett, Salz   *1 Scheibe gekochten*
2 große Kartoffeln (100g)   *Schinken (20g)*

Kohlrabi schälen, in Scheiben schneiden und in dem Fett kurz andünsten. Mit wenig Wasser aufgießen und 10–15 Minuten köcheln lassen. Mit etwas Salz und der Petersilie würzen. Schinken in kurze Streifen schneiden und zum Gemüse geben. Als Beilage gibt es gekochte Kartoffeln.

Zwischenmahlzeit   1 BE

   1 Apfel

Abendessen   1,5 BE

   2 Scheiben Knäckebrot   *1/3 Salatgurke*
   62,5g Camembert   *frische Kräuter*
   1 Zwiebel   *Paprikapulver*

Camembert in kleine Würfel schneiden oder mit der Gabel zerdrücken. Zwiebel würfeln und zum Käse geben, mit Paprikapulver würzen. Als Beilage die Salatgurke aufschneiden, mit frischen Kräutern würzen.

14. Tag Sonntag

Frühstück 2 BE

1 Scheibe Brot, 1 TL Fett   *1 Joghurt mit einer zerkleinerten*
1 TL Marmelade   *Kiwifrucht*

Zwischenmahlzeit 1 BE

1 Orange

Mittagessen 2 BE

Schweinefilet

125g Schweinefilet   *Thymian*
1 Tomate, 1 Zwiebel   *etwas Salz*
1 TL Öl   *3 EL Naturreis (2 EL roh)*

Schweinefilet in Streifen schneiden. Tomate und Zwiebel (zerkleinert) im
Öl ca. 5 Minuten dünsten. Das Fleisch dazugeben und 15 Minuten garen.
Mit Thymian und etwas Salz würzen.
Als Beilage gibt es Reis.

Zwischenmahlzeit 0,5 BE

1 Tasse Milch (200ml)

Abendessen

3 Scheiben Knäckebrot   *4 Scheiben einer Salatgurke*
2 EL Quark   *1 kleine Tomate*
3 geschnittene Champignons

Brote mit Quark bestreichen und mit den verschiedenen Zutaten belegen.

Zutaten 3. Woche

Milch, Milchprodukte und Eier	MO	DI	MI	DO	FR	SA	SO
Buttermilch						1/4 l	1/4 l
Camembert	1/2						
Eier		1			1		
Frischkäse				20 g			20 g
Joghurt		1	1	2			
Milch						0,25 l	
Quark	1 EL			2 EL		3 EL	
Sauerrahm			2 EL			1 EL	1 EL
Schmelzkäse				1 Ecke			
Schnittkäse	20 g					20 g	

Fisch

Matjesfilet						1	

Fleisch und Geflügel

Lachsschinken					20 g		
Putenfleisch							125 g
Putenschinken	40 g						
Schinken, gekocht				60 g			

Getreide und Getreideerzeugnisse

Brezel						1	
Getreideflocken/Vollgetreide			3 EL			3 EL	
Vollkornbrot/Scheiben	2			1	3	1	1	1
Vollkornknäckebrot	1	1	3		1		
Vollkornmehl						3 EL	

	MO	DI	MI	DO	FR	SA	SO
Vollkornnudeln		3 EL					
Vollkornsemmel							1
Vollkornzwieback					1		

Gemüse

	MO	DI	MI	DO	FR	SA	SO
Feldsalat					100 g		
Frühlingszwiebel						1	
Gewürzgurke				1	1		
Kartoffel	3		2		2		2
Karotte		1	1		1		
Kohlrabi		1					
Knollensellerie	1/4						
Lauch (Stange)	1						
Paprika		2					
Rosenkohl							200 g
Salatgurke		1/3					
Sauerkraut			250 g		200 g		
Tomaten			1	4			
Tomatenmark		1 TL					
Zwiebel	1	1	1	1	2		

Obst

	MO	DI	MI	DO	FR	SA	SO
Apfel	1	2		1	2	1	
Banane					1		

	MO	DI	MI	DO	FR	SA	SO
Fruchtsaft				0,2 l	0,2 l		
Grapefruit	½	½					
Orange		1	1	1			1
Zitrone		1					

Kräuter und Gewürze

	MO	DI	MI	DO	FR	SA	SO
Kümmel			×				
Petersilie	×	×	×		×	×	×
Schnittlauch	×	×	×		×	×	×
Wacholderbeeren			×				
Zimt						×	

Rezepte – 3. Woche

15. Tag Montag

Frühstück   2 BE

1 Scheibe Brot   *½ Camembert (30% Fettgehalt)*
1 TL Fett   *1 Apfel*

Zwischenmahlzeit   1 BE

½ Grapefruit

Mittagessen   3 BE

Bouillonkartoffeln

3 eigroße Kartoffeln (150g)   *1 TL Öl*
2 Karotten   *¼ l Gemüse- oder Fleischbrühe*
¼ Knolle Sellerie   *1 Bund Petersilie*
1 kleine Stange Lauch

Gemüse in Ringe, Scheiben und Würfel schneiden und in dem Öl erhitzen. In der Brühe (Fleisch- oder Gemüsebrühe) 20 Minuten garen. Mit Petersilie würzen.

Zwischenmahlzeit   1 BE

1 Scheibe Knäckebrot
1 EL Quark

Abendessen   1 BE

1 Scheibe Brot
Dazu einen Salat aus:
2 Scheiben Putenschinken (40g)   *Essig*
1 Scheibe Käse (20g)   *etwas Süßstoff*
1 Zwiebel, ½TL Öl   *Schnittlauch*

16. Tag Dienstag

Frühstück   3,5 BE *(mit 2 EL Getreideflocken)*

Müsli aus:

1 kleingeschnittenen Orange	*1 Joghurt*
1 geraspelten Apfel	*3 EL Getreideflocken*

Zwischenmahlzeit   0 BE

⅓ Salatgurke in Scheiben schneiden, dazu frische Kräuter

Mittagessen   2 BE

Nudeln mit Gemüsesoße

1 Zwiebel	*1 TL Tomatenmark*
je 1 gelbe und grüne Paprika	*Salz*
1 TL Öl	*frische Kräuter*
1 EL Sauerrahm	*40g Vollkornnudeln (3 EL roh)*

Zwiebel und Paprika in Würfel schneiden und in dem Öl 5 Minuten anbraten. Etwas Wasser zugeben und ca. 10 Minuten kochen lassen. Mit Sauerrahm und Tomatenmark abschmecken, mit etwas Salz und viel frischen Kräutern würzen.
Als Beilage gibt es Vollkornnudeln.

Zwischenmahlzeit   1 BE

½ Grapefruit

Abendessen   0,8 BE

1 Scheibe Knäckebrot
Dazu Rohkost aus:

1 geraspelten Apfel	*Zitronensaft*
1 geraspelten Kohlrabi	*1 EL Sauerrahm*
1 geraspelten Karotte	*etwas Salz, Pfeffer und viel*
	frischen Kräutern

17. Tag Mittwoch

Frühstück   2 BE

   3 Scheiben Knäckebrot   Schnittlauch
   1 Ecke Streichkäse (20% Fettgehalt)

Zwischenmahlzeit   1 BE

   1 Orange

Mittagessen   2 BE

Krautfleisch

250g Sauerkraut	1/8 l Gemüse- oder Fleischbrühe
2 TL Kümmel	3 Scheiben gekochten
4 Wacholderbeeren	Schinken (60g)
2 eigroße Kartoffeln (100g)	

Sauerkraut mit Kümmel, Wacholderbeeren und der Brühe ca. 20 Minuten dünsten. Kurz vor Ende der Garzeit den gewürfelten Schinken zum Kraut geben.
Als Beilage gibt es gekochte Kartoffeln.

Zwischenmahlzeit   0,5 BE

   1 Joghurt

Abendessen   1 BE

1 Scheibe Brot	1 Ei, 1 gewürfelte Tomate
1 TL Fett	etwas Salz
1 kleine Zwiebel	frische Kräuter

Das Gemüse zerkleinern und im Fett braten, Ei hineinrühren, mit etwas Salz und frischen Kräutern würzen. Als Beilage gibt es Brot.

Achtung: Matjesfilet für Freitag schon morgen einkaufen und zubereiten!

18. Tag Donnerstag

Frühstück 3,5 BE *(ohne Saft)*

1 Scheibe Brot
2 EL Quark mit 1 TL Marmelade
1 Orange

Zwischenmahlzeit

1 Glas Fruchtsaft

Mittagessen 2 BE

Tomatensuppe

1 kleine Zwiebel   *Oregano (beides getrocknet)*
4 Tomaten   *½ l Gemüse- oder Fleischbrühe*
1 EL Öl, Thymian   *1 Scheibe Brot*

Zwiebel und Tomaten in Würfel schneiden. Öl in einem Topf erhitzen und das Gemüse darin ca. 5 Minuten anbraten. Mit Thymian und Oregano würzen. Mit Brühe aufgießen und 20 Minuten köcheln lassen. Suppe durch ein Sieb in einen Topf streichen. Dazu gibt es eine Scheibe Brot.

Zwischenmahlzeit 0,8 BE

1 Scheibe Knäckebrot mit ½ TL Fett und ½ TL Marmelade

Abendessen 1 BE

1 Scheibe Brot   *1 feingewürfelte Gewürzgurke*
20g Frischkäse   *1 Apfel*
1 geraspelte Karotte

Frischkäse mit Gurke und Karotte vermischen und auf das Brot streichen. Als Nachtisch gibt es einen Apfel.

19. Tag Freitag

Frühstück   3,5 BE *(ohne Saft, mit 2 EL Getreideflocken)*

Müsli aus:

1 Joghurt	*1 geraspelten Apfel*
3 EL Getreideflocken	*1 Glas Fruchtsaft*

Zwischenmahlzeit   0,8 BE

200g Sauerkraut

Mittagessen   2 BE

Matjessalat

1 Matjesfilet	*1/2 Joghurt*
1 Apfel, 1 Zwiebel	*1 EL Sauerrahm*
1 Gewürzgurke	*2 eigroße Kartoffeln (100g)*

Matjesfilet in schmale Streifen schneiden, Apfel raspeln, Zwiebel und Gewürzgurke zerkleinern und alle Zutaten mit 1/2 Joghurt und dem Sauerrahm vermischen. 1/2 Stunde (besser über Nacht) ziehen lassen. Dazu gibt es gekochte Kartoffeln.

Zwischenmahlzeit

1 kleine Banane

Abendessen   1 BE

1 Scheibe Brot	*evtl. Süßstoff, Salz*
1 Scheibe Käse (20g)	*Pfeffer, frische Kräuter*
1 TL Fett	*2 Scheiben Lachsschinken (20g)*
1 Handvoll Feldsalat	*1 Zwiebel, etwas Essig*

Brot mit Fett bestreichen und mit Käse belegen. Schinken in Streifen schneiden, zum Feldsalat geben. Salatsoße aus Zwiebel, Essig, Süßstoff, Salz, Pfeffer und frischen Kräutern darübergeben.

20. Tag Samstag

Frühstück　2 BE

1 Brezel
3 EL Quark mit
1 EL Sauerrahm verrühren
3 EL frische Kräuter dazugeben, mit Paprika und etwas Salz würzen.

Zwischenmahlzeit　1 BE

1 Vollkornzwieback　　　　　*½ TL Marmelade*
½ TL Fett

Mittagessen　2,5 BE

Falscher Kaiserschmarrn

1 Ei, 3 EL Vollkornmehl　　　*Zimt, 1 Apfel, ½Zimtstange*
¼ l Milch, 1 TL Fett

Ei, Vollkornmehl und Milch zu einem Pfannkuchenteig rühren. Im Fett einen »Schmarrn« braten. Mit Zimt bestreut servieren. Dazu den Apfel in Scheiben schneiden und mit der Zimtstange in wenig Wasser dünsten. Als Kompott zum Schmarrn reichen, evtl. mit Süßstoff süßen.

Zwischenmahlzeit　0,5 BE

¼ l Buttermilch

Abendessen　1 BE

¼ l Gemüse- oder Fleischbrühe　　*frische Kräuter*
1 geraspelte Karotte　　　　　　*1 Scheibe Brot*
1 feingeschnittene Frühlingszwiebel 1 TL Fett
etwas trockenen Sherry

Gemüse in der Bouillon ziehen lassen, mit Sherry und frischen Kräutern abschmecken. Als Beilage gibt es eine Scheibe Brot mit Butter oder Margarine.

21. Tag Sonntag

Frühstück   1,5 BE

1 Vollkornsemmel
1 TL Fett
1 TL Marmelade

Zwischenmahlzeit   0,5 BE

¼ l Buttermilch

Mittagessen   2 BE

Putenschnitzel mit Gemüse

125g Putenschnitzel, 1 TL Öl   *Petersilie*
200g Rosenkohl   *2 eigroße Kartoffeln (100g)*

Putenschnitzel in Öl von beiden Seiten braten. Rosenkohl in wenig Wasser garen, mit Petersilie und etwas Salz würzen. Dazu gibt es gekochte Kartoffeln.

Zwischenmahlzeit   1 BE

1 Orange

Abendessen   1 BE

1 Scheibe Brot   *einige Scheiben Salatgurke*
20g Frischkäse   *frische Kräuter*

Das Brot mit dem Käse bestreichen und mit den Scheiben einer Salatgurke dicht belegen, mit Kräutern bestreuen.

Zutaten 4. Woche

Milch, Milchprodukte und Eier	MO	DI	MI	DO	FR	SA	SO
Buttermilch						1/4 l	
Eier			1	2			
Harzer Käse	125 g						
Gekörnter Frischkäse							125 g
Joghurt	1	2		1	1		
Milch	0,25 l		0,2 l	3 EL			
Quark	1 EL			125 g		4 EL	
Roquefort						20 g	
Sauerrahm	1 EL						
Schnittkäse			20 g	20 g			

Fleisch und Geflügel

	MO	DI	MI	DO	FR	SA	SO
Lachsschinken		20 g	30 g		30 g		
Putenschinken				40 g			
Rindfleisch, mager			100 g			125 g	100 g
Roastbeef							40 g
Schinken, gekocht		20 g			20 g		

Getreide und Getreideerzeugnisse

	MO	DI	MI	DO	FR	SA	SO
Getreideflocken aus Vollgetreide					3 EL		
Naturreis, roh							2 EL
Polenta	2 EL						
Vollkornbrot/Scheiben	1	2	1	2	1	1	2
Vollkornknäckebrot	2		1	1	1	2	
Vollkornmehl			1 TL				

	MO	DI	MI	DO	FR	SA	SO
Vollkornzwieback		1			1		

Gemüse

	MO	DI	MI	DO	FR	SA	SO
Champignon		200 g					
Chicoree					1		
Gewürzgurke							1
Kartoffel		4	2		2	2	
Karotte		2					
Lauch (Stange)					1		
Meerrettich							2 TL
Paprika	1			1/2			
Radieschen						1 Bd.	
Salatgurke						1/3	
Staudensellerie	200 g						
Tomaten							1
Tomatenmark	1 TL						
Weißkohl						1	
Zwiebel	1	1	1	2		1	1

Obst

	MO	DI	MI	DO	FR	SA	SO
Apfel	1	1	1	1	1		
Banane			1				
Fruchtsaft		0,2 l					0,2 l
Grapefruit			1/2		1/2		1/2
Himbeeren					125 g		125 g

	MO	DI	MI	DO	FR	SA	SO
Orange			2			1	
Zitrone		1	1				

Kräuter und Gewürze

	MO	DI	MI	DO	FR	SA	SO
Petersilie	×			×			×
Schnittlauch	×	×		×	×		

Rezepte – 4. Woche

22. Tag Montag

Frühstück   2 BE

¼ l Milch	*1 TL Fett*
1 Scheibe Brot	*1 TL Marmelade*

Zwischenmahlzeit   1 BE

1 Apfel

Mittagessen   1,5 BE

Maissuppe

1 rote Paprika, 1 Zwiebel	*2 EL Polenta (Maisgrieß)*
1 TL Öl	*1 EL Sauerrahm*
300 ml Wasser	*1 TL Tomatenmark, Salz*

Paprika und Zwiebel zerkleinern und in dem Öl andünsten. Mit 300 ml Wasser aufgießen und ca. 10 Minuten köcheln lassen. Polenta einrühren und 10 Minuten weiterkochen, mit frischen Kräutern, Sauerrahm, Tomatenmark und etwas Salz würzen.

Zwischenmahlzeit   0,8 BE

1 Scheibe Knäckebrot	*1 EL Schnittlauch*
1 EL Quark	

Abendessen   1 BE

125g Harzer Käse	*1 Scheibe Knäckebrot*
200g Staudensellerie	
Für die Salatsoße:	
2 EL Joghurt	*evtl. Süßstoff*
etwas Essig	*1 Bund Schnittlauch*

Käse und Gemüse in kleine Stücke schneiden und mit der Salatsoße übergießen. Dazu gibt es ein Knäckebrot.

23. Tag Dienstag

Frühstück 1 BE

1 Scheibe Brot, 1 TL Fett, 2 EL Schnittlauch
1 Joghurt mit 1 geraspelten Apfel gemischt, mit Zimt abgeschmeckt

Zwischenmahlzeit 0,5 BE

1 Vollkornzwieback　　　　　*2 Scheiben Lachsschinken (20g)*
1/2 TL Fett

Mittagessen 2,5 BE

Kümmelkartoffeln mit Champignons

2 TL Öl　　　　　　　　　　*1/2 Bund Schnittlauch*
4 eigroße Kartoffeln (200g)　　*Salz, Kümmel*
200g Champignons　　　　　*1 Zwiebel*

Ein Backblech mit 1 TL Öl einfetten und mit Kümmel bestreuen. Kartoffeln halbieren und mit der Schnittfläche auf das Blech setzen. Im vorgeheizten Backofen bei 225° C (Gas Stufe 4–5) 30–40 Minuten backen. 200g Champignons und die Zwiebel zerkleinern und in 1 TL Öl 15 Minuten schmoren. Mit etwas Salz und 1/2 Bund Schnittlauch würzen.

Zwischenmahlzeit

1 Glas Fruchtsaft

Abendessen 1 BE

1 Scheibe Brot　　　　　　*2 EL Joghurt*
1 TL Fett　　　　　　　　　*Zitronensaft*
1 Scheibe gekochten　　　　*etwas Salz und Pfeffer*
Schinken (20g)　　　　　　*2 geraspelte Karotten*

Brot mit Fett bestreichen und mit Schinken belegen.
Karotten mit Joghurt vermischen, mit Salz, Pfeffer und Zitronensaft würzen.

24. Tag Mittwoch

Frühstück   2 BE *(ohne Saft)*

1 Scheibe Brot   *1 Glas Saft*
1 TL Fett   *1/2 Grapefruit*
3 Scheiben Lachsschinken (30g)

Zwischenmahlzeit   1 BE

1 Orange

Mittagessen   1,5 BE

Überbackenes Kartoffelpürree

2 eigroße Kartoffeln (100g)   *1 Zwiebel*
3 EL Milch   *1 TL Öl*
100g Rinderhack   *1 Scheibe Käse (20g)*

Kartoffeln kochen, mit der Gabel zerdrücken und mit 3 EL warmer Milch vermischen, Kartoffelbrei in eine Auflaufform streichen. 100g Rinderhack mit der Zwiebel im Öl braten und über die Kartoffeln geben. Mit dem Käse (kleingeschnitten) den Auflauf 1/4 Stunde bei 180° C (Gas Stufe 4) überbacken.

Zwischenmahlzeit   0,5 BE

1 Tasse Milch (200ml)

Abendessen   3 BE *(ohne Banane)*

1 Scheibe Knäckebrot
Dazu einen Obstsalat aus:
   1 Apfel   *Zitronensaft*
   1 kleinen Banane   *Zimt*
   1 Orange   *etwas Süßstoff*

Obst zerkleinern, mit Zitronensaft, Zimt und Süßstoff würzen.

25. Tag Donnerstag

Frühstück   1 BE

1 Scheibe Brot
1 TL Fett

2 Scheiben Putenschinken (40g)
1 Ei

Zwischenmahlzeit   0,5 BE

1 Joghurt

Mittagessen   1 BE

Zwiebelsuppe französische Art

100g Zwiebeln
2 TL Öl
1 TL Vollkornmehl

¼ l Gemüse- oder Fleischbrühe
1 Scheibe Brot
1 Scheibe Käse (20g)

Zwiebeln in feine Ringe schneiden und in 1 TL Öl andünsten. Mehl über die Zwiebeln stäuben. Mit der Brühe übergießen und ca. 20 Minuten köcheln lassen. Brot würfeln und in 1 TL Öl rösten. Brotwürfel auf die Suppe geben und mit Käse überbacken. Mit frischem Schnittlauch bestreuen und servieren.

Zwischenmahlzeit   1 BE

1 Apfel

Abendessen   1 BE

1 Scheibe Knäckebrot
125g Quark
3 EL Milch

Paprikapulver
etwas Salz, frische Kräuter
½ Paprikaschote

Quark mit Milch, der gewürfelten Paprika und den Gewürzen vermischen.
Dazu eine Scheibe Knäckebrot.

26. Tag Freitag

Frühstück　2,5 BE *(mit 2 EL Getreideflocken)*

1 Joghurt
125g tiefgekühlte Himbeeren
3 EL Getreideflocken

Zwischenmahlzeit　0,8 BE

1 Scheibe Knäckebrot mit 3 Scheiben Lachsschinken (30g)

Mittagessen　1,5 BE

Kartoffelbrei mit Lauchgemüse

2 Eier	*Salz*
1 Scheibe gekochten	*Petersilie*
Schinken (20g)	*1 TL Öl*
2 eigroße Kartoffeln (100g)	*1 Stange Lauch*

Eier 7 Minuten lang kochen. Schinken in Streifen schneiden und in Öl braten. Im restlichen Fett den Lauch (in Ringe geschnitten) mit etwas Wasser dünsten. Mit Salz und Petersilie abschmecken. Kartoffeln kochen, achteln und den Schinken darübergeben.

Zwischenmahlzeit　1 BE

1 Apfel

Abendessen　1 BE

1 Scheibe Brot, 1 TL Fett
Dazu einen Salat aus:

1 Chicorre	*Essig, Salz*
1/2 geschnitzelten Grapefruit	*Pfeffer und 2 EL Schnittlauch*
1 EL Joghurt	

27. Tag Samstag

Frühstück 2,5 BE

2 Scheiben Knäckebrot   1 TL Marmelade
1 Orange   2 EL Quark

Zwischenmahlzeit 0,5 BE

1 Vollkornzwieback   1/3 Salatgurke

Mittagessen 1,5 BE

Krautwickerl

125g Rinderhack   Pfeffer
1 Zwiebel, Petersilie   1 TL Öl
2–3 Weißkrautblätter (200g)   Gemüse- oder Fleischbrühe
Salz   2 eigroße Kartoffeln (100g)

Rinderhack mit der kleingeschnittenen Zwiebel, mit Salz, Pfeffer und Petersilie würzen. Die Weißkrautblätter blanchieren, mit der Hackfleischmasse füllen und mit einem Faden umwickeln. Im Öl von beiden Seiten anbraten, etwas Brühe dazugeben, bei geschlossenem Topf ca. 30 Minuten garen. Als Beilage gibt es Kartoffeln.

Zwischenmahlzeit 0,5 BE

1/4 l Buttermilch

Abendessen 1 BE

1 Scheibe Brot   etwas Milch
20g Roquefort, 2 EL Quark   1/2 Bund Radieschen

Käse und Quark vermischen und auf das Brot streichen. Dazu gibt es Radieschen.

113

28. Tag Sonntag

Frühstück   1 BE

   125g gekörnter Frischkäse   *1 Scheibe Brot*
   125g Himbeeren   *1 TL Fett*

Zwischenmahlzeit   1 BE

   ½ Grapefruit

Mittagessen   3 BE

Rindfleischtopf

   100g Rindfleisch   *Salz, Pfeffer*
   1 kleine Tomate   *3 EL Naturreis (2 EL roh)*
   1 TL Öl   *1 Bund Petersilie*

Rindfleisch fein würfeln und mit der Zwiebel und der Tomate (Zutaten
ebenfalls gewürfelt) in Öl braten. Mit etwas Salz, Pfeffer und Petersilie
würzen.
Als Beilage Naturreis.

Zwischenmahlzeit

   1 Glas Fruchtsaft

Abendessen   1 BE

   1 Scheibe Brot, 1 TL Fett   *1 Gewürzgurke*
   2 Scheiben Roastbeef (40g)   *etwas Meerrettich*

Brot mit Fett bestreichen, mit dem Fleisch belegen, mit Gurke und Meerrettich garnieren.

Anhang

Energiegehalt, Hauptnährstoffe und Cholesteringehalt der Lebensmittel und Zutaten, die in der Frühjahrs- und Herbstkur verwendet werden.

Milch, Milchprodukte und Eier	kJ	kcal	Eiweiß g	Fett g	Kohlen-hydrate g	Chole-sterin mg
Buttermilch 250 ml	430	103	10,0	2,5	10,0	+
Camembert 62,5 g, 30% Fett	562	143	13,7	8,3	+	28,0
Eier 1 Stück, 57 g, Gew.-Kl. 4	344	82	7,0	6,0	+	270,0
Frischkäse 10 g, 60% Fett	143	34	1,1	3,2	+	11,0
Frischkäse körnig, 20% Fett 125 g, 1/2 Becher	581	135	17,5	5,6	+	–
Harzer Käse 125 g	708	168	36,3	2,5	–	9,0
Joghurt 125 g, 1 Becher, 1,5% Fett	253	60	2,5	2,0	5,9	6,0
Milch 200 ml, 1 Tasse, 1,5% Fett	378	90	6,6	3,0	9,4	14,0
Quark 20 g, 1 EL, 10% Fett	65	16	2,7	0	0,8	+
Romadur 125 g, 20% Fett	966	230	29,8	11,5	+	39,0
Roquefort 20 g	345	83	–	–	–	–
Sauerrahm 20 g, 1 EL	96	23	0,6	2,0	0,8	+

115

	kJ	kcal	Eiweiß g	Fett g	Kohlen-hydrate g	Chole-sterin mg
Schmelzkäse 62,5 g, 30% Fett	515	123	–	–	–	–
Schnittkäse 20 g, 1 Scheibe, 30% Fett	237	56	5,7	3,5	+	12,0

Fette und Öle

Butter 10 g, 1 TL	316	75	0,07	8,3	+	2,4
Margarine 10 g, 1 TL	304	72	0,01	8,0	+	0
Speiseöl 10 g, 1 TL	378	90	0	9,9	0	0

Fisch

Forelle 200 g, 1 Stück	856	204	39,0	5,4	+	110,0
Forellenfilet, geräuchert 100 g, 1 Stück	565	128	–	–	–	–
Kabeljau	286	68	17,0	+	+	30,0
Matjesfilet 100 g, 1 Stück	1121	267	16,0	22,6	–	60,0
Schellfisch 200 g	604	144	35,8	0,2	0	120,0

Fleisch und Geflügel

Corned beef 20 g, 1 Scheibe	118	28	4,3	1,2	–	14,0
Hasenrücken 200 g, 1/2 Rücken	950	216	43,2	6,0	–	220,0

	kJ	kcal	Eiweiß g	Fett g	Kohlen-hydrate g	Chole-sterin mg
Hähnchenkeule 150 g, 1 Scheibe	693	165	30,9	4,7	–	113,0
Lachsschinken 10 g, 1 Scheibe	59	14	–	–	–	–
Putenfleisch 100 g	441	105	24,1	1,0	–	60,0
Putenschinken 20 g, 1 Scheibe	96	23	4,1	0,7	+	15,0
Rinderfilet 100 g	487	116	19,2	4,4	–	70,0
Rindfleisch, mager 100 g	512	122	21,3	4,1	–	70,0
Roastbeef 20 g, 1 Scheibe	146	35	4,1	2,0	–	1,4
Schinken, gekocht 20 g, 1 Scheibe	221	53	3,9	4,1	0	1,4
Schweinefilet 100 g	685	163	18,6	9,9	–	70,0

Getreide und Getreideerzeugnisse

	kJ	kcal	Eiweiß g	Fett g	Kohlen-hydrate g	Chole-sterin mg
Brezel 1 Stück	393	94	–	–	–	–
Getreideflocken aus Vollgetreide 10 g, 1 EL	153	37	1,4	0,7	6,6	–
Grieß 10 g, 1 EL	148	34	1,0	0,1	7,2	–
Naturreis 15 g, 1 EL roh	234	55	1,1	0,3	11,3	–

	kJ	kcal	Eiweiß g	Fett g	Kohlen-hydrate g	Chole-sterin mg
Polenta 10 g, 1 EL	155	37	0,9	0,4	7,4	–
Vollkornbrot 30 g, 1 Scheibe	271	64	2,2	0,4	12,2	–
Vollkornbutterkeks 1 Stück, ca. 7 g	141	34	7,0	13,3	45,5	–
Vollkornknäckebrot 1 Scheibe	186	44	1,5	0,2	10,0	–
Vollkornmehl 15 g, 1 EL	206	48	1,8	0,3	9,0	–
Vollkornnudeln 15 g, 1 EL roh	219	52	2,3	0,5	9,6	–
Vollkornzwieback 1 Stück, 10 g	160	38	1,0	0,4	7,6	–

Gemüse

	kJ	kcal	Eiweiß g	Fett g	Kohlen-hydrate g	Chole-sterin mg
Blaukraut 100 g	126	30	1,7	0,2	5,3	0
Blumenkohl 100 g	113	27	2,4	0,2	4,0	0
Broccoli 100 g	138	33	3,5	0,2	4,3	0
Champignons 100 g	113	27	2,7	0,3	3,3	0
Chicoree 100 g	67	16	1,3	0,2	2,3	0
Chinakohl 100 g	67	16	1,2	0,3	2,0	0

	kJ	kcal	Eiweiß g	Fett g	Kohlen-hydrate g	Chole-sterin mg
Erbsen 200 g	331	79	6,3	0,5	12,4	0
Feldsalat 100 g	88	21	1,8	0,3	2,7	0
Fenchel 100 g	205	49	2,4	0,3	9,1	0
Frühlingszwiebel 20 g, 1 Stück	33	9	–	–	–	0
Gewürzgurke 100 g, 1 Stück	63	15	–	–	–	0
Kartoffel 50 g, 1 Stück	150	36	1,0	+	8,0	0
Karotte 100 g, 2 Stück	172	41	1,1	0,2	8,7	0
Kohlrabi 100 g	130	31	2,0	0,1	5,6	0
Kopfsalat 100 g	71	17	1,4	0,2	2,2	0
Knollensellerie 100 g	167	40	1,7	0,3	7,4	0
Lauch 100 g	113	27	1,8	0,4	4,0	0
Mais 50 g	231	55	1,6	0,8	10,0	0
Meerrettich 10 g, 1 EL	31	8	0,3	0	1,5	0
Paprika 100 g	100	24	1,2	0,3	4,1	0

	kJ	kcal	Eiweiß g	Fett g	Kohlenhydrate g	Cholesterin mg
Pfifferlinge 100 g	96	23	1,5	0,5	3,0	0
Radieschen 150 g, 1 Bund	126	30	1,7	0	5,3	0
Rosenkohl 100 g	218	52	4,9	0,6	6,7	0
Salatgurke 500 g, 1 Stück	270	65	4,0	1,0	10,0	0
Sauerkraut 100 g	103	25	1,5	0,3	4,0	0
Spinat 100 g	126	30	3,2	0,3	3,7	0
Staudensellerie 100 g	88	21	1,2	0,2	3,6	0
Tomaten 100 g, 2 Stück	88	21	1,1	0,2	3,7	0
Tomatenmark 10 g, 1 TL	20	5	0,2	0	0,4	0
Weißkraut 100 g	105	25	1,3	0,2	4,6	0
Zucchini 100 g	117	28	1,6	0,1	5,1	0
Zwiebel 50 g, 1 Stück	83	20	0,8	0	0,4	0

Obst

	kJ	kcal	Eiweiß g	Fett g	Kohlenhydrate g	Cholesterin mg
Apfel 100 g, 1 Stück	238	57	0,4	0,1	13,5	0

	kJ	kcal	Eiweiß g	Fett g	Kohlen-hydrate g	Chole-sterin mg
Aprikosen, getrocknet 30 g, 3 Stück	366	88	1,5	0	20,0	0
Banane 100 g, 1 Stück	402	96	1,1	0,2	22,5	0
Birne	376	90	0,9	0,6	20,1	0
Fruchtsaft 200 ml, 1 Glas	412	98	–	–	24,0	0
Grapefruit 100 g, 1/2 Stück	180	43	0,6	0,2	9,8	0
Himbeeren 100 g, (TK)	172	40	1,2	0,4	9,0	0
Marmeladen 10 g, 1 TL	110	26	0	0	6,5	0
Mirabellen 100 g, 3 Stück	280	67	0,7	0,2	15,5	0
Orange 100 g, 1 Stück	222	53	1,0	0,2	11,9	0
Orangensaft 200 ml, frisch	394	94	1,4	0,4	21,0	0
Pflaumen 100 g, 3 Stück	280	67	0,6	0,1	16,0	0
Preiselbeeren 50 g	192	46	0,7	0,6	9,7	0
Quitte 100 g	246	63	0,4	0,3	14,6	0
Weintrauben 100 g	305	73	0,7	0,3	16,9	0
Zitrone 50 g, 1 Stück	80	20	0,5	0,3	3,7	0

Erklärung der Symbole und Abkürzungen.

+ = Inhaltsstoff ist nur in Spuren vorhanden
0 = der Gehalt beträgt praktisch 0
− = es liegen keine Daten vor
kcal = Kilokalorie
kJ = Kilojoule (1 kcal = 4,184 kJ)
g = Gramm
mg = Milligramm (1 mg = 0,001 g)

Quelle:
Die große GU-Nährwert-Tabelle: Kalorien/Joule und Nährstoffgehalt unserer Lebensmittel/H.D. Cremer...
Neuausgabe 1986/87

Inhalt

Gesund
mit Ehrenwirth

Der entspannte Körper...